传染病科学防护指南

（城市篇）

主 编

李宏军　王福生　廖万清　董家鸿　陆普选

副主编

鲁植艳　许传军　刘新疆　殷小平　乔国庆

张玉忠　程敬亮

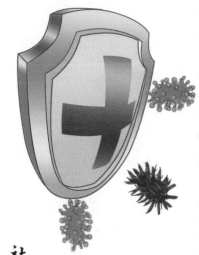

科学出版社

北 京

内 容 简 介

这是一本让传染病远离你的书！多位权威专家对传染病相关知识进行解读，对重大传染病如冠状病毒肺炎、结核、肝炎、艾滋病、流感和人禽流感等作了详细讲解，衣食住行的方方面面都有讲到，语言通俗易懂，图文并茂，易读易学，咳嗽礼仪、洗手、戴口罩、摘口罩、常用物品消毒等操作配有视频，随时随地可看可学。跟专家轻松学传染病防护知识，让你健康快乐每一天！

图书在版编目（CIP）数据

传染病科学防护指南. 城市篇 / 李宏军等主编. —北京：科学出版社，
2021.1
ISBN 978-7-03-066602-4

Ⅰ.①传…　Ⅱ.①李…　Ⅲ.①传染病防治－指南　Ⅳ.①R183-62

中国版本图书馆CIP数据核字（2020）第213509号

责任编辑：郭　颖　刘俊来 / 责任校对：郭瑞芝
责任印制：赵　博 / 封面设计：龙　岩

科学出版社 出版
北京东黄城根北街 16 号
邮政编码：100717
http://www.sciencep.com
三河市春园印刷有限公司 印刷
科学出版社发行　各地新华书店经销
*

2021 年 1 月第　一　版　　开本：850×1168　1/32
2021 年 1 月第一次印刷　　印张：10 1/4
字数：249 000

定价：69.80 元
（如有印装质量问题，我社负责调换）

编者名单

- **主　编**　李宏军　王福生　廖万清　董家鸿　陆普选

- **副主编**　鲁植艳　许传军　刘新疆　殷小平　乔国庆
　　　　张玉忠　程敬亮

- **编　者**（以姓氏汉语拼音为序）

安　琪	陈天武	程　健	方文捷	付志浩
何玉麟	胡亚男	胡志亮	扈东营	贾绍卿
蒋维海	蒋学美	金子宇	蓝海洋	李方元
李高阳	李梅芳	李树林	李占峰	刘　畅
卢亦波	陆星显	吕玉波	潘炜华	彭晓慧
沙籽伶	单　飞	田玉亭	王豪朋	吴玲霞
徐秋贞	阳　光	于雅楠	张斌青	张士才
张向荣	张志杰	赵钰莹	郑秋婷	卓利勇

　　历史告诉我们，传染病一直伴随着人类发展的全过程并影响着人类社会经济发展。每一次传染病的大流行都可能对国家、城邦及人类文明产生巨大影响。21 世纪接踵而至的严重急性呼吸综合征（SARS）、埃博拉出血热（EHF）、中东呼吸综合征（MERS），以及现在正在肆虐全球的新型冠状病毒肺炎（COVID-19）不断为我们敲响警钟，告诉我们人类与传染病的战争没有尽头！

　　新中国成立 70 余载，我国在新发传染病防控、提高全民防控传染病知识水平、改善民众健康状况方面做了大量的工作，取得了令人瞩目的成绩，同时推动了现代公共卫生的进步和相关医学技术的发展。大疫当前，我国举全国之力打响了新型冠状病毒阻击战，取得了阶段性成果的事实提示，尽快普及全民防疫知识和相关常识是防控新型冠状病毒肺炎取胜之盾，更是巩固发展我国卫生健康事业的百年大计。这正是我们组织编写这本书的初衷。

　　编者以科学严谨的态度，从民众想知道的法定传染病防控知识和理念入手，深入浅出、由此及彼、举一反三，去捕捉阐述每一个防控知识节点。专业人士可以在书里找到传染病治疗和预防的科学依据及成功经验；非专业人士也可以通过学习书中的相关知识，明确作为一个公民面对法定传染病时的责任、义务及防护常识，这有助于抗击疫情，构建社会文明。本书能够帮助读者掌握法定传染病防控的基本知识、疫情报告通报和公布使用范围；熟悉传染病预防控制的主要制度与措施，了解违法行为及法律责任，以及了解传染病医疗救治体系与保障制度等内容，把传染病的预防贯穿日常生活，提高个人卫生意识，采取健康生活方式提高自身免疫力。有了这些知识储备才能够避免传染病来临时的社会性恐慌，从而众志成城、从容应对。

《传染病科学防护指南（城市篇）》由包括 3 位院士在内的 50 多位国内相关知名专家学者编撰，全书共分 22 章，回答了 650 余个传染病防护中的关键问题，涵盖了 40 余种传染性疾病，是一本令人耳目一新的读物，具有以下特点。

内容新：基本覆盖了包括新型冠状病毒肺炎在内的所有法定传染病的防控知识。

功能新：在普及传染病相关科学知识的同时，也普及相关法律常识、弘扬我国社会公序良俗，具有普法和科普双重功能。

结构新：既有通俗易懂的传染病防控知识问答，又有方便记忆的经验顺口溜和实用性强的操作口诀及视频等。总之，本书内容全面实用，图文并茂，可读性很强。

首都医科大学附属北京佑安医院　教授、博导

中华医学会放射学分会传染病影像专业委员会　主任委员　李宏军

中国科学院　院士

中国人民解放军传染病研究所　所长　王福生

中国工程院　院士

中华医学会皮肤性病学分会　名誉主任委员　廖万清

中国工程院　院士

清华大学附属北京清华长庚医院　院长　董家鸿

深圳市慢性病防治中心　教授

《新发传染病电子杂志》　主编　陆普选

目　录

第1章 传染病预防基础知识

1. 传染病预防顺口溜

八九立法传染病，
种类分为甲乙丙；
人畜共患二十六，
控源护众断播径。
人群先天乏免疫，
个人预防靠卫生；
打铁还须自身硬，
心身康健度一生。

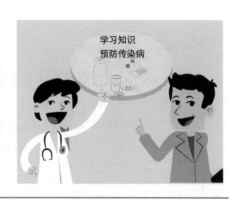

2. 什么是法定传染病？

法定传染病指的是各政府在其传染病防治法规内，条列出特定项目的传染病发生时，医师或医疗机构需向卫生主管机关报告，并依照法律的规定进行治疗甚至采取隔离等措施。被列入的法定传染病通常具有传播速度快、病情严重、致死率高等特性。截至 2020 年 3 月 8 日，法定传染病共有 40 种，其中甲类传染病 2 种，乙类传染病 27 种，丙类传染病 11 种。

3. 甲类、乙类、丙类传染病是如何划分的？

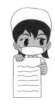

根据传染病的危害程度和应采取的监督、监测、管理措施，参照国际上统一分类标准，结合我国的实际情况，将全国发病率较高、流行面较大、危害

严重的急性和慢性传染病列为法定管理的传染病，并根据其传播方式、速度及其对人类危害程度的不同，分为甲、乙、丙三类，实行分类管理。

4. 甲类传染病有哪些？

甲类传染病也称为强制管理传染病，包括鼠疫（plague）、霍乱（cholera），共 2 种。对此类传染病发生后报告疫情的时限，对病人、病原携带者的隔离、治疗方式及对疫点、疫区的处理等，均强制执行。

5. 乙类传染病有哪些？

乙类传染病也称为严格管理传染病，包括新型冠状病毒肺炎（COVID-19）、严重急性呼吸综合征（severe acute respiratory syndrome，SARS）、艾滋病（acquired immunodeficiency syndrome，AIDS）、病毒性肝炎（viral hepatitis）、脊髓灰质炎（poliomyelitis）、人感染高致病性禽流感（human infection with highly pathogenic avian influenza）、甲型 H1N1 流感（H1N1 influenza A）、麻疹（measles）、流行性出血热（epidemic hemorrhagic fever，EHF）、狂犬病（rabies）、流行性乙型脑炎（epidemic encephalitis B）、登革热（dengue）、炭疽（anthrax）、痢疾（dysentery）、肺结核（tuberculosis，TB）、伤寒和副伤寒（typhoid and paratyphoid fever）、流行性脑脊髓膜炎（epidemic cerebrospinal meningitis）、百日咳（pertussis）、白喉（diphtheria）、新生儿破伤风（neonatal tetanus）、猩红热（scarlatina）、布鲁氏菌病（brucellosis）、淋病（gonorrhoea）、梅毒（syphilis）、钩端螺旋体病（leptospirosis）、血吸虫病（bilharziasis）、疟疾（malaria），共 27 种。对此类传染病要严格按照有关规定和防治方案进行预防和控制。其中，乙类传染病中新型冠状病毒肺炎、严重急性呼吸综合征、人感染高致病性禽流感和炭疽中的

肺炭疽采取甲类传染病的预防、控制措施。

6. 丙类传染病有哪些?

丙类传染病也称为监测管理传染病,包括流行性感冒(简称流感)(influenza)、流行性腮腺炎(mumps)、风疹(rubella)、急性出血性结膜炎(acute hemorrhagic conjunctivitis)、麻风病(lepriasis)、流行性和地方性斑疹伤寒(epidemic and endemic typhus)、黑热病(kala-azar)、包虫病(echinococcosis)、丝虫病(filariasis)、其他感染性腹泻病(other infectious diarrheal diseases)、手足口病(hand-foot-and-mouth disease,HFMD),共 11 种。对此类传染病要按国务院卫生行政部门规定的监测管理方法进行管理。

7. 乙类传染病甲类管理是什么意思?

根据《中华人民共和国传染病防治法》第三十九条,医疗机构发现甲类传染病时,应当及时采取下列措施:

(1)对病人、病原携带者,予以隔离治疗,隔离期限根据医学检查结果确定;

(2)对疑似病人,确诊前在指定场所单独隔离治疗;

(3)对医疗机构内的病人、病原携带者、疑似病人的密切接触者,在指定场所进行医学观察和采取其他必要的预防措施。拒绝隔离治疗或者隔离期未满擅自脱离隔离治疗的,可以由公安机关协助医疗机构采取强制隔离治疗措施。

乙类传染病中新型冠状病毒肺炎、严重急性呼吸综合征(SARS)、人感染高致病性禽流感和炭疽中的肺炭疽,采取甲类传染病的预防、控制措施。

8. 常见的呼吸道传染病有哪些?

呼吸道传染病是指病原体从人体的鼻腔、咽喉、气管和支

气管等呼吸道感染侵入而引起的有传染性的疾病。常见的呼吸
道传染病有流行性感冒、麻疹、风疹、水痘、流行性腮腺炎、
百日咳、流行性脑脊髓膜炎、肺结核，以及严重急性呼吸综合征、
新型冠状病毒肺炎等。

9.呼吸道传染病预防顺口溜

鼻涕痰液纸巾包，废物消毒处理好；
咳嗽喷嚏要小心，手肘纸巾遮口鼻；
传播途径要切断，严防飞沫把人传；
卫生习惯要牢记，预防疾病不可少；
出门口罩要戴好，安全距离很重要；
人多莫去凑热闹，自我防护要记牢；
阻断传染少见面，宅在家中莫乱转；
外出回家勤洗手，七字口诀心中有；
衣被常洗太阳晒，个人物品不混淆；
常开窗、勤通风，室内空气常流通；
劳逸结合多运动，膳食营养要均衡；
不良习惯要戒掉，生活规律睡眠好；
气候变化防受凉，身体不适早诊疗；
良好心态要保持，心情舒畅不焦虑；
防病知识勤学习，身体健康有保障。

咳嗽礼仪
（请扫二维码看视频）

经常开窗通风，保持室内空气新鲜，养成良好的卫生习惯，
不随地吐痰，勤洗手。要根据天气变化适时增减衣服，避免着凉。
接触可疑呼吸道传染病病人时需要佩戴口罩。儿童应按计划完
成预防接种，一般人群可在医生的指导下有针对性地进行预防
接种，如流行性感冒疫苗。

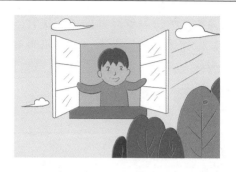

10. 常见的消化道传染病有哪些？

消化道传染病主要是通过病人的排泄物（如呕吐物、粪便等）传播的，属于病从口入的疾病，病原体随排泄物排出病人或携带者体外，经过生活接触污染了手、饮食和食具而吃入体内感染。常见的消化道传染病有霍乱、细菌性痢疾和阿米巴性痢疾、伤寒和副伤寒，除霍乱、细菌性和阿米巴性痢疾、伤寒和副伤寒以外的感染性腹泻病，以及手足口病、甲型肝炎、戊型肝炎、脊髓灰质炎。

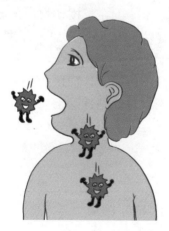

11. 消化道传染病如何预防？

隔离与治疗病人和疑似病人直到无传染性为止，凡疑似病人的餐具、茶具、生活用品要分开使用和保管。要注意个人卫生和饮食卫生，做到饭前便后洗手，生吃瓜果要洗烫。接触可疑消化道传染病病人或者其物品后要洗手。进行预防接种疫苗（如脊髓灰质炎疫苗、伤寒疫苗、甲肝疫苗等）以增强特异性免疫力。

12. 什么是新发传染病？

狭义的新发传染病是指全球首次发现的传染病，广义的新发传染病是指一个国家或地区新发生、新变异或新传入的传染病，引起局部或世界范围内公共卫生问题。近年来，重要的新发传染病有艾滋病、严重急性呼吸综合征、埃博拉出血热、人感染高致病性禽流感、朊毒体病、中东呼吸综合征、甲型H1N1流感、寨卡病毒病、猪链球菌病、蜱虫病（新型布尼亚病毒感染）、立克次体病、莱姆病、新型冠状病毒肺炎等。

13. 人畜共患疾病有哪些？

人畜共患病是指一类在脊椎动物与人类之间自然传播的疾病。我国主要有以下26种常见的人畜共患病：牛海绵状脑病、高致病性禽流感、狂犬病、炭疽、布鲁氏菌病、弓形虫病、棘球蚴病、钩端螺旋体病、沙门菌病、牛结核病、日本血吸虫病、猪乙型脑炎、猪Ⅱ型链球菌病、旋毛虫病、猪囊尾蚴病、马鼻疽、野兔热、大肠杆菌病（O157:H7）、李斯特菌病、类鼻疽、放线菌病、肝片吸虫病、丝虫病、Q热、禽结核病、利什曼病。

14. 传染病预防的三原则是什么？

传染病的预防应当针对构成传染病流行过程的三个基本环节采取综合措施。

（1）管理传染源：对于人传染源，可以进行治疗、随访观察、控制等；对于动物传染源，可以进行治疗，必要时予以宰杀后加以消毒处理。

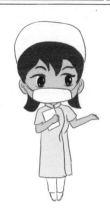

（2）切断传播途径：可以对患有烈性传染病病人进行隔离，对经呼吸道传染的疾病可以通过佩戴口罩预防，对经消化道传染的疾病可以通过规范手卫生预防，对经直接接触传染的疾病通过避免接触预防，对经虫媒传播的疾病可以通过纱门、纱窗等防蚊措施进行预防。

（3）保护易感人群：通过加强营养、锻炼身体提高机体非特异性免疫力，预防接种疫苗或者特异性免疫球蛋白以增强人群的主动或被动特异性免疫力。

15. 孕妇是否需要检测艾滋病、梅毒、乙型肝炎、丙型肝炎？

我国城市中流动人口较多，很多孕妇及其家庭未能重视该检测，直至临产前，甚至生产后才发现自己有艾滋病、梅毒、乙型肝炎、丙型肝炎中的一种或数种病原阳性，部分孕妇未及时进行治疗，经母婴传播导致胎儿感染。因此，孕妇需要检测艾滋病、梅毒、乙型肝炎、丙型肝炎。

16. 感染艾滋病、梅毒或乙型肝炎的女性可以妊娠吗？

感染艾滋病、梅毒或乙型肝炎的女性是可以妊娠的，但最好在有效控制上述疾病的基础上再妊娠，这样可以在极大程度上减少垂直传播的可能。

17. 女性在妊娠后发现感染了艾滋病、梅毒或乙型肝炎需要终止妊娠吗？

若女性在妊娠后才发现感染了艾滋病、梅毒或乙型肝炎，也不必过度紧张，可以继续妊娠，然后在妇产科与感染科医生的指导下配合相应传染病的治疗，仍能在很大程度上避免母婴传播，生育健康宝宝。

18. 养成个人良好卫生习惯，有效预防传染病

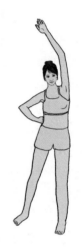

◆ 每天开窗通风，保持室内空气新鲜。

◆ 勤洗手，会洗手。饭前便后、接触可疑人员或物品后及时洗手，能够真正做到按照"七步洗手法"认真洗手，养成勤洗手、会洗手的好习惯。打喷嚏或咳嗽时应用手绢或纸巾掩盖口鼻，不要随地吐痰。

◆ 避免与他人共用水杯、餐具、毛巾、牙刷等物品。

◆ 注意不要过度疲劳，保持充足的睡眠。合理膳食，增加营养。加强体育锻炼以增强体质，尽量避免到人多拥挤的公共场所。

19. 预防接种的意义是什么？

预防接种对传染病的控制和消灭起到非常关键的作用。预防接种又称为人工免疫，是通过将生物制品接种到人体内，使机体产生对某种传染病的特异性免疫力，以提高个体和群体免疫水平，预防某种传染病的发生与流行。预防接种是目前最经济、最有效的预防措施。以天花为例，天花是由天花病毒引起的一种烈性传染病。1820 年，英国发明了预防天花的牛痘疫苗。因为牛痘疫苗的广泛使用，天花的发病率越来越低，1980 年 5月世界卫生组织宣布人类成功消灭天花，就这样天花成为第一个被彻底消灭的人类传染病。

20. 预防接种的种类有哪些?

疫苗主要针对的疾病

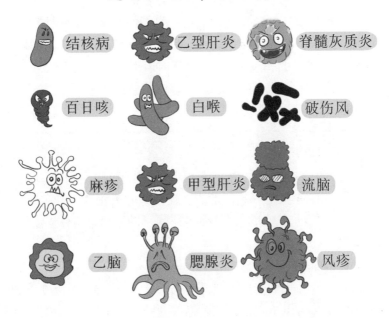

结核病　乙型肝炎　脊髓灰质炎

百日咳　白喉　破伤风

麻疹　甲型肝炎　流脑

乙脑　腮腺炎　风疹

共12种对儿童健康和生命 有严重威胁的疾病进行预防

预防接种分为人工主动免疫与人工被动免疫。人工主动免疫是指有计划地将免疫原性物质如疫苗、菌苗、类毒素等接种于人体,使机体自行产生特异性免疫。接种后免疫力在 1～4 周出现。一般可持续数月至数年。人工被动免疫是指将含抗体的血清或制剂如注射抗毒血清、丙种球蛋白等接种于人体,使机体获得现成的抗体而受到保护。注射后免疫力迅速出现,但抗体的半衰期短,一般不超过 1 个月,主要是在有疫情的紧急情况下应用。

21. 什么是预防接种的一般反应？

在接种疫苗后，由疫苗本身所固有的生物学特性引起，不会造成机体损伤，只对机体造成一过性的生理反应称为一般反应。一般反应属正常反应，其按发生部位可分为全身性反应和局部性反应。接种疫苗后局部性反应可有炎症反应，有时附近淋巴结肿痛一般在接种后 24 小时内出现；全身性反应有体温升高、头晕、恶心、呕吐、腹泻，一般持续 1～2 天。一般反应不需要处理，适当休息即可。

22. 预防接种的常见异常反应有哪些？

在同时接种某种疫苗的人群中，个别受种者可能发生异常反应，其程度比较严重，可能造成组织器官损害、功能障碍、残疾甚至死亡等，必须得到及时诊治。目前常见的异常反应主要有以下几种：

◆ 局部化脓。

处理方法：早期可用热敷，每天 3～5 次，每次 20 分钟。化脓性脓肿可用抗生素治疗。无菌性脓肿切忌切开排脓，可用注射器抽脓。

◆ 过敏性皮疹：部分过敏体质的人在疫苗接种后可发生过敏性皮疹，数小时或数日发生。

处理方法：给予抗过敏药物。

◆ 晕厥：接种者由精神过度紧张和恐惧心理而造成暂时性脑缺血所致，在空腹、过度疲劳等情况下易发生，多数在接种时或接种后数分钟发生。

处理方法：病人平卧，头部放低，注意保暖，口服糖水，也可按压人中等穴位。如仍未见好转者应送医院进行抢救治疗。

◆ 过敏性休克：在接种时或接种后数秒至数分钟内发生，

也有少数延至 30 分钟或 1 ～ 2 小时发作。突然感到全身发痒、胸闷、气急烦躁、面色苍白、出冷汗、四肢发凉、血压下降、心率减慢、脉细或无。病人需要立即送医院抢救治疗。建议接种疫苗后在接种点休息观察半小时至 1 小时。

23. 什么是计划内疫苗？

计划内疫苗（一类疫苗）是国家规定纳入计划免疫的疫苗，属于免费疫苗，是宝宝出生后必须进行接种的。计划免疫包括两个程序：一是全程足量的基础免疫，即在 1 周岁内完成的初次接种；二是以后的加强免疫，即根据疫苗的免疫持久性及人群的免疫水平和疾病流行情况适时地进行复种。

11 种计划内疫苗（一类疫苗）：乙肝疫苗、卡介苗、脊髓灰质炎疫苗、百白破疫苗、白破疫苗、麻疹疫苗、乙脑疫苗、麻腮风疫苗、A 群流脑疫苗、A+C 群流脑疫苗、甲肝疫苗。通过接种上述 11 种疫苗，预防乙型肝炎、结核病、脊髓灰质炎、百日咳、白喉、破伤风、麻疹、流行性腮腺炎、风疹、流行性乙型脑炎、流行性脑脊髓膜炎、甲型肝炎 12 种传染病。

24. 计划内疫苗接种程序是什么？

◆ 乙肝疫苗：接种 3 剂次，儿童出生时、1 月龄、6 月龄各接种 1 剂次，第 1 剂在出生后 24 小时内尽早接种。

◆ 卡介苗：接种 1 剂次，儿童出生时接种。

◆ 脊髓灰质炎疫苗：口服 4 剂次，儿童 2 月龄、3 月龄、4 月龄各服用脊髓灰质炎疫苗（液体）1 剂次，4 周岁服用脊髓灰质炎疫苗（糖丸）1 剂次。

◆ 无细胞百白破疫苗：接种 4 剂次，儿童 3 月龄、4 月龄、5 月龄和 18 ～ 24 月龄各接种 1 剂次。

◆ 白破疫苗：接种 1 剂次，儿童 6 周岁时接种。

◆ 麻疹疫苗：接种 1 剂次，儿童 8 月龄时接种。

◆ 麻腮风疫苗：接种 1 剂次，儿童 18 月龄时接种。

◆ A 群流脑疫苗：接种 2 剂次，儿童 6～18 月龄时接种 2 剂次，接种间隔为 3 个月。

◆ A+C 群流脑疫苗：接种 2 剂次，儿童 3 周岁和 6 周岁各接种 1 剂次。

◆ 乙脑减毒活疫苗：接种 2 剂次，儿童 8 月龄和 2 周岁各接种 1 剂次。

◆ 甲肝疫苗：甲肝减毒活疫苗接种 1 剂次，儿童 18 月龄时接种。在部分试点地区使用甲肝灭活疫苗，甲肝灭活疫苗接种 2 剂次，儿童 18 月龄和 24～30 月龄时各接种 1 剂次。

国家儿童免疫规划疫苗接种程序表

疫苗名称	接种对象月（年）龄	间隔时间
乙肝疫苗	0、1、6 月龄	出生后 24 小时内接种第 1 剂次，第 2 剂在第 1 剂接种后 1 个月接种，第 3 剂在第 1 剂接种后 6 个月接种，第 1、2 剂次间隔≥28 天。第 2 剂和第 3 剂的间隔≥60 天
卡介苗	出生时	出生后 24 小时内接种，超过 12 月龄不再接种。3～12 月龄接种时需要做结核菌素试验，试验阴性者方可接种
脊髓灰质炎疫苗	2 月龄、3 月龄、4 月龄、4 周岁	第 1、2 剂次，第 2、3 剂次间隔≥28 天
百白破疫苗	3 月龄、4 月龄、5 月龄、18～24 月龄	第 1、2 剂次，第 2、3 剂次间隔≥28 天
白破疫苗	6 周岁	

续表

疫苗名称	接种对象月（年）龄	间隔时间
麻疹风疹二联疫苗	8 月龄	
麻疹风疹腮腺炎 三联疫苗	18 ~ 24 月龄	
乙型脑炎减毒活 疫苗	8 月龄、2 周岁	7、8、9 月份不进行接种
A 群流脑疫苗	6 ~ 18 月龄	第 1 剂与第 2 剂次间隔不少 于 3 个月
A+C 群流脑疫苗	3 周岁、6 周岁	第 1 剂与第 2 剂次间隔 3 年； 第 1 剂次与 A 群流脑疫苗第 2 剂次间隔不少于 12 个月
甲型肝炎减毒活 疫苗	18 月龄	

25.什么是计划外疫苗？

计划外疫苗（二类疫苗）是自费疫苗，可以根据宝宝自身情况、各地区不同状况及家庭经济状况而定。如果选择注射二类疫苗应在不影响一类疫苗情况下进行选择性注射。要注意接种过活疫苗（麻疹疫苗、乙脑疫苗、脊髓灰质炎糖丸）要间隔4 周才能接种死疫苗（百白破疫苗、乙肝疫苗、流脑疫苗及所有二类疫苗）。

常见的计划外疫苗（二类疫苗）有 HIB 疫苗（b 型流感嗜血杆菌多糖疫苗）、水痘疫苗、手足口病疫苗、肺炎疫苗、流感疫苗、轮状病毒疫苗。

26.五联疫苗是什么？

五联疫苗是指含有 5 个活的、灭活的生物体或者提纯的抗原，由生产者联合配制而成，用于预防多种疾病或由同一生物体的不同种或不同血清型引起的疾病。五联疫苗绝对不是简单的组合疫苗，每种联合疫苗都是经过科学研究的独立疫苗。五联疫苗一般是指白喉、百日咳、破伤风、脊髓灰质炎、流感嗜血杆菌的联合疫苗。五联疫苗不仅能够将原本预防这五种疾病所需的接种总剂次数由 12 剂次降至 4 剂次，同时也为婴儿提供了与单项疫苗同等的免疫保护。

（程　健　许传军　胡志亮）

第2章 了解微生物

1. 什么是微生物及病原微生物?

  微生物（microorganism）是存在于自然界的一群体形微小、结构简单、肉眼看不见、必须借助光学或电子显微镜放大数百倍、数千倍甚至数万倍才能观察到的微小生物。微生物在自然界广泛存在，但只有部分微生物可以侵犯人体引起疾病，这些微生物被称为病原微生物或病原体。病原微生物与人类之间进行着长期而复杂的斗争，病原微生物通过不断繁殖、变异和进化，增强自己的毒力或致病力，是人类疾病的罪魁祸首，人类则通过机体强大的免疫系统消灭、排出、战胜入侵的病原微生物。病原体侵入人体后，人体就是病原体生存的场所，医学上称为病原体的宿主。病原体在宿主中进行生长繁殖、释放毒性物质等引起机体不同程度的病理变化，这一过程称为感染。

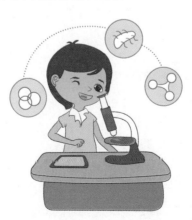

2. 微生物的分类与特点有哪些？

微生物种类繁多，按其大小、结构、组成等可分为 3 大类。

（1）非细胞型微生物：体积最小，以纳米（nm）为测量单位，是结构最为简单的微生物，它们仅含有一种核酸（RNA 或 DNA），或仅为传染性蛋白粒子，具有超级寄生性，仅在活的易感细胞中才能复制，且是易变异的最低等生物体，包括病毒、朊病毒等。

（2）原核细胞型微生物：为单细胞微生物，大小以微米（μm）计，其细胞分化不完善，没有完整的细胞结构，此类微生物包括细菌、支原体、衣原体、立克次体、螺旋体和放线菌 6 类。

（3）真核细胞型微生物：为多细胞或单细胞微生物（真菌），其细胞分化完善，有细胞核和各种细胞器，故易在体外生长繁殖。

3. 病原微生物对人类的危害及危害评估是什么？

病原微生物按危害程度可分为四类。第一类、第二类病原微生物统称为高致病性病原微生物。

第一类病原微生物，是能够引起人类或者动物非常严重疾病的微生物，以及尚未发现或者已经宣布消灭的微生物。

第二类病原微生物，是能够引起人类或者动物严重疾病，比较容易直接或者间接在人与人、动物与人、动物与动物间传播的微生物。

第三类病原微生物，能够引起人类或者动物疾病，但一般情况下对人、动物或者环境不构成严重危害，传播风险有限，实验室感染后很少引起严重疾病，并且具备有效治疗和预防措施。

第四类病原微生物，在通常情况下不会引起人类或者动物疾病的微生物。

4.传染病发生和发展的条件有哪些?

凡是由病原微生物引起,具有一定的潜伏期和临床表现,并具有传染性的疾病统称为传染病。

传染病的发生和发展必须具备以下三个条件:

◆ 传染源:指病原体已在体内生长繁殖并能将其排出体外的人和动物;包括病人、隐性感染者、病原携带者及受感染的动物。

◆ 传播途径:病原体离开传染源后,到达另一个易感者的途径;包括呼吸道、消化道、生活接触、虫媒、血液、土壤等。

◆ 人群易感性:对某一传染病缺乏特异性免疫力的人称为易感者;易感者比例在人群中达到一定水平时,如果有传染源和合适的传播途径,则传染病的流行很容易发生。

5.病原微生物在宿主体内是怎样存在与生长繁殖的?

病原微生物与人体在一定的环境条件下,可出现下面不同形式的结局。

◆ 不发生传染:如果人体有很强的抗传染免疫力或者病原微生物的一方显得很弱,那么机体可以将侵入的病原微生物全部消灭干净,从而保证身体健康而不发生传染。

◆ 发生传染:如果机体不能将侵入的病原微生物全部消灭干净,那么病原微生物就会在机体内的适当部位生长繁殖,引起传染。其包括局部传染和全身传染。

• 局部传染:病原微生物在局部生长繁殖引起的传染,如局部脓肿等。

• 全身传染:病原微生物突破机体的防御屏障,进入血液、淋巴液系统,从而扩散到全身各个器官,此种状态称为全身传染,如菌血症、病毒血症、败血症、脓毒血症、毒血症。

6.什么是免疫及免疫应答?

免疫是机体识别和清除抗原性异物的一种生理功能,包括对病原微生物及其毒性产物的识别和清除。免疫应答是机体对抗原性异物的识别和清除的过程。由体内的免疫系统与神经-内分泌系统共同协调完成。宿主的免疫力是阻止传染发生的内因。当病原微生物侵入机体以后,机体的各种防御系统将被动员起来与之进行斗争,设法消灭它们。但是斗争的结果与机体本身免疫力的强弱关系很大。同样的病原微生物,不同的机体可能出现不同的结果。如果机体的免疫力很强,它可以消灭侵入机体内的一定数量和毒力的病原微生物;如果机体的免疫力很弱,遇到上面这些病原微生物就会发生传染。

7.什么是疫苗?

疫苗是指为了预防、控制传染病的发生、流行,用于人体预防接种的疫苗类预防性生物制品。生物制品是指用微生物或其毒素、酶,人或动物的血清、细胞等制备的供预防、诊断和治疗用的制剂。预防接种用的生物制品包括疫苗、菌苗和类毒素。其中,由病菌制成的为菌苗;由病毒、立克次体、螺旋体制成的为疫苗,有时也统称为疫苗。

需要注意的是在宝宝发热、有急性传染病时接种疫苗可能诱发、加重原有病情,此时不能接种。家长带孩子去打预防针时应主动说清孩子的身体情况,以便医生正确掌握禁忌证,这样既可减少疫苗接种的不良反应,又能达到预防疾病的目的。尤其是卡介苗属于活菌苗,脊髓灰质炎糖丸、麻疹疫苗属于减毒活疫苗,那些体质特别虚弱的孩子注射后,一定要密切观察孩子的反应,将孩子出现的不良反应同其他病症加以区别。

8. 病原微生物感染的防治原则是什么?

病原微生物感染的主要防治方法如下：

◆ 防护

• 消毒灭菌，防止感染。

• 免疫接种：主要包括主动免疫（接种菌苗、类毒素等）和被动免疫（注射抗毒素、丙种球蛋白、细胞因子等）。

◆ 治疗：主要的治疗原则包括应用抗生素、干扰素和治疗疫苗等。不同病原微生物具体防治方法各不相同、各有特点。

9. 什么是细菌?

广义的细菌（bacteria）是指一大类细胞核无核膜包裹，只存在称为拟核区（或拟核）的裸露 DNA 的原始单细胞生物。人们通常所说的即为狭义的细菌，狭义的细菌为原核微生物的一类，是一类形状细短，结构简单，多以二分裂方式进行繁殖的原核生物，是在自然界分布最广、个体数量最多的有机体。

人们的生活环境和人体内实际上是与大量细菌共存的，细菌可以帮助人体完成消化、排泄，参与免疫反应、细胞代谢、抑制肿瘤生长等过程。但是当致病细菌侵入人体后，过度繁殖失去控制，或者一些本来无害的细菌，由于其所处位置发生改变，或人体免疫功能下降，就可能导致细菌感染。

10. 细菌感染的常见症状有哪些?

细菌感染是致病菌或条件致病菌侵入血循环中生长繁殖，产生毒素和其他代谢产物所引起的急性全身性感染。临床上以寒战、高热、皮疹、关节痛及肝脾大为特征，部分可有感染性休克和迁徙性病灶。病原微生物自伤口或体内感染病灶侵入血液引起急性全身性感染。临床上部分病人还可出现烦躁、四肢厥冷及发绀、脉细速、呼吸增快、血压下降等。尤其是老年人、儿童、有慢性病或免疫功能低下者、治疗不及时及有并发症者，可发展为败血症或脓毒血症。

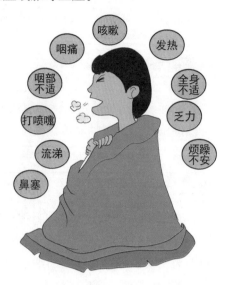

11. 细菌感染的相关治疗有哪些?

一般对症治疗：卧床休息，加强营养，补充适量维生素，维持水、电解质及酸碱平衡。必要时给予输血、血浆、白蛋白和丙种球蛋白。高热时可给予物理降温，烦躁者给予镇静药等。

关键在于及时选用适当的抗菌药物，并休息及予以适量的营养。诊断基本肯定后应尽早治疗，在培养未获阳性结果前可根据细菌入侵途径及临床表现推测致病菌的种类给药，若获阳性培养而治疗效果欠佳时，则可按药物敏感试验选用适宜抗菌药物。革兰氏阳性球菌（如金黄色葡萄球菌）感染者可选用青霉素、红霉素、头孢类抗生素等；革兰氏阴性杆菌（如大肠埃希菌）感染者则选用庆大霉素及半合成广谱青霉素等；厌氧菌感染者则首选甲硝唑。

12. 细菌感染的基本预防有哪些?

预防细菌感染的关键在于控制传染源、及时接种疫苗、注意个人卫生、增强自身免疫力。

◆ 控制传染源:家庭成员发生细菌感染后必须及时诊治。如果细菌有传染性,应自觉隔离,与其他人分开用餐、分床睡觉。

◆ 保护易感人群:儿童必须按照国家规定,及时接种各类疫苗。老年人可以接种肺炎疫苗。

◆ 切断传播途径:注意个人卫生,勤洗手、勤洗脸,尤其避免用手或衣袖擦拭眼睛、鼻子和嘴巴。居住地周围有垃圾场或水塘时应及时清理,杜绝老鼠或蚊虫滋生。注意食品卫生,不要吃生食,不要与他人共用餐具。在传染病高发季节,外出时应戴好口罩,做好必要的防护。

◆ 增强自身免疫力:杜绝不良嗜好,戒烟、限酒。每天饮食确保有新鲜的水果、蔬菜、坚果及优质蛋白质,如蛋类、鱼类、瘦肉等。适当放缓生活节奏,积极参加体育运动,确保充分的睡眠以维持身体健康状态。

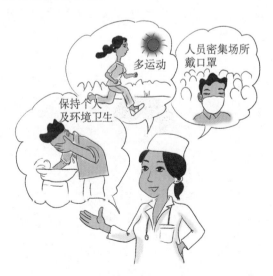

13. 什么是消毒与灭菌？日常生活中如何消毒与灭菌？

消毒是指杀死物体或者环境中的病原微生物，并不一定能够杀死细菌芽孢或者非病原微生物。一般的消毒剂在常用浓度下只对细菌的繁殖体有效，而对细菌芽孢无效。

灭菌是指杀灭物体上所有微生物的方法，包括杀灭细菌芽孢、病毒和真菌在内的全部病原微生物和非病原微生物。

◆ 自然通风：定时打开门窗自然通风，可有效降低室内空气中微生物的数量，改善室内空气质量，调节居室微小气候，此是最简单、行之有效的室内空气消毒方法。自然通风效果受居室通风是否良好及室外空气质量的影响，居室通风良好、室外空气新鲜，通风效果好。

◆ 紫外线灯照射：可以是固定式照射，也可以是移动式照射，照射 30 ～ 60 分钟有很好的消毒效果。由高强度紫外线灯和过滤系统组成循环风紫外线空气消毒器同样有很好的消毒效果，使用时可开机 30 分钟，间隔一定时间后再开机；也可持续开机消毒。紫外线照射对人的眼睛、皮肤有一定伤害。

◆ 常见的化学消毒方法包括过氧乙酸熏蒸、过氧化氢气溶胶喷雾、乳酸熏蒸。

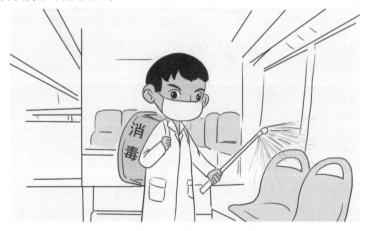

14. 什么是病毒及病毒体？

病毒是形态最微小，结构最简单的微生物。病毒只有一种核酸为遗传物质（DNA 或 RNA），必须在活细胞内才能显示生命活性，无完整细胞结构，是以复制方式进行增殖的非细胞型微生物。一个完整成熟的病毒颗粒称为病毒体，是病毒在细胞外的典型结构形式，并有感染性。病毒体多指细胞外的成熟病毒。

15. 不适于病毒生存的环境因素有哪些？

◆ 物理因素

温度：大多数病毒耐冷不耐热，在 0℃ 以下可长期保持其感染性。大多数病毒在 50 ～ 60℃、30 分钟即可被灭活。

pH：大多数病毒在 pH 6 ～ 8 的范围内比较稳定，pH < 5 或者 pH > 9 时可迅速被灭活，但不同病毒对 pH 的耐受能力有很大的不同。

射线：γ 射线、X 线、紫外线都能使病毒灭活。有些病毒经紫外线灭活后，若再经可见光照射，可使灭活的病毒复活，所以一般不用紫外线来制备病毒灭活的疫苗。

◆ 化学因素

脂溶剂：病毒组成部分还有脂质成分，容易被乙醚、氯仿等脂溶剂溶解，因此有些病毒进入人体消化道后可被胆汁破坏。其中，乙醚对病毒包膜具有最大的破坏作用。

氧化剂、卤素及其化合物：病毒对这些化学物质都较敏感。

16. 病毒的传播方式有哪些？

◆ 水平传播

定义：是指病毒在人群不同个体之间的传播，也包括从动物到动物再到人的传播。大多数病毒都是以这样的方式传播，如常见的流感病毒、腺病毒、轮状病毒等。

表现形式：经呼吸道传播、经消化道传播、直接接触传播、性接触传播、虫媒传播、经输血传播。

◆ 垂直传播

定义：是指病毒由宿主上一代向下一代的传播方式。只有少数病毒通过这种方式传播。其中典型的有人类免疫缺陷病毒（HIV）、乙型肝炎病毒、风疹病毒、巨细胞病毒。

表现形式：①胎盘传播（母婴传播）；②产道传播、母子传播。

17. 病毒的感染类型有哪些？

根据有无临床症状，病毒感染可分为隐性感染（无临床症状）和显性感染（有临床症状）。根据病毒在机体内感染过程及滞留的时间，病毒感染可分为急性感染和持续性感染。

◆ 隐性感染：病毒进入机体不引起临床症状和体征的感染称为隐性感染或亚临床感染。

◆ 显性感染：病毒感染后出现临床症状和体征，称为显性感染或临床感染。

◆ 急性感染：病毒侵入机体后，在细胞内增殖，经数日至数周的潜伏期后发病，如甲型流感。

◆ 持续性感染：是指病毒在机体持续存在数月至数年，甚至数十年。可出现症状，也可不出现症状而长期携带病毒，成为重要的传染源，如 HIV、乙型肝炎病毒感染等。持续性感染又可分为潜伏感染、慢性感染、慢发病毒感染、急性病毒感染的迟发并发症 4 种类型。

18. 什么是真菌？

真菌具有真正的细胞核和完整的细胞器，是真核微生物。真菌通常又分为三类，即酵母菌、霉菌和蕈菌（大型真菌，如蘑菇等）。真菌广泛存在于自然界，遍布我们的日常生活，在我们体表和体内都存在，在已知的 10 万种以上的真菌中，能引起人类致病的真菌只有数百种，因此多数真菌对人无害，而少数真菌具有致病性或在一定条件下能致病，这类真菌称为致病性真菌。此外，真菌按其侵犯的部位不同，可分为浅部感染真菌（如皮肤丝状菌）和深部感染真菌（如白念珠菌、曲霉菌、毛霉菌等）。

19. 什么是真菌感染？

真菌感染指致病性真菌引起皮肤、毛发、皮下组织及全身感染的一类疾病，统称为真菌病。真菌感染根据侵犯人体的部位可分为 4 类：浅表真菌病、皮肤真菌病、皮下组织真菌病及系统性真菌病；前两者称为浅部真菌病，后两者称为深部真菌病。浅部真菌感染常会侵犯皮肤、毛发，还有手指指甲或足趾趾甲一类，如各类皮肤皮癣、足癣或灰指甲等都属于浅部真菌感染。深部真菌感染影响面比较大，可以影响到皮肤、内脏，还会引起人体各个系统感染，如真菌性肠炎、肺曲霉病等。通过血流播散之后甚至还会造成全身真菌感染，这种全身真菌感染对人体危害大，甚至有的还会造成死亡。

20. 真菌感染的症状有哪些？

真菌感染的部位不同，症状也不同。浅部真菌感染如皮肤的主要表现是红斑、丘疹、水疱等病损，严重者会出现鳞屑、皲裂、糜烂等现象，绝大多数病人在病变部位有瘙痒感。常见浅部真菌感染有手癣、足癣、甲癣、股癣、体癣等。深部真菌感染波及的范围较大，可以累及全身各个脏器，其症状也各异，如肺部真菌感染，会出现咳嗽、咳痰、肌痛、肌无力等症状；尿路真菌感染，会出现尿急、尿频、尿痛、发热；如果妇科真菌感染，会出现像腹胀、腹痛、腹部不适、白带增多、外阴部瘙痒等各式各样的表现。

21.为什么会导致真菌感染？

机体的原因：机体免疫力降低的情况下可以引起真菌感染，临床上通常是在长期大量使用抗生素、皮质类固醇、免疫抑制剂或者放疗、化疗之后，机体的抵抗力下降，从而继发真菌感染。

传染性：真菌感染可以通过直接接触带有病菌的物品、病人或动物而感染。例如，在公共场所穿别人的拖鞋、袜子，或者夫妻之间、家庭成员之间互用公用的东西都可以传染。还有如手癣可以通过握手传染，或者是体癣、股癣都可以通过接触共用的物品而传染。

22.真菌感染如何治疗？

真菌感染确诊后需积极行抗真菌治疗，根据感染部位、病原菌种类选择用药。

◆ 药物治疗：浅表部感染治疗首选局部使用抗真菌药物，如唑类药物克霉唑、酮康唑、咪康唑霜剂等抗真菌药物。深部真菌病和系统性真菌病则根据侵犯不同系统和药敏情况选择不同的药物。

◆ 手术治疗：深部真菌感染一旦形成感染灶，除药物治疗外，尚需根据病情指征进行外科手术治疗，如肺部脓肿、结节、心内膜炎、心瓣膜赘生物等。

◆ 其他治疗：在应用抗真菌药物的同时，应积极治疗原发病或可能存在的基础疾病。

23.如何预防真菌感染？

预防真菌感染主要的措施就是注意个人卫生，勤换洗衣物，保持皮肤干燥和清洁；避免共用牙刷、梳子和毛巾，避免与病人或被感染动物直接或间接接触；同时注意提高自身免疫力，如糖尿病病人，注意控制血糖，防止感染。

24.什么是寄生虫?

　　在漫长的生物进化过程中，生物与生物形成了错综复杂的关系。两种生物共同生活，其中一方受益，另一方受害，受害者提供营养物质和居住场所给受益者，这种关系称为寄生。受益者称为寄生物，受害者称为宿主。一些微生物只有寄生于人或动、植物的体表或体内方能获取营养和生存繁殖，并损害对方。寄生于动、植物体内或者体表的各类虫体称为寄生虫。例如，寄生于人体小肠的蛔虫以宿主消化道的食物为其营养来源，同时可造成宿主营养不良及发育障碍。

25.什么是寄生虫的生活史?

　　寄生虫完成一代生长、发育和繁殖的完整过程称为寄生虫的生活史。寄生虫的生活史包括了寄生虫进入宿主的途径、虫体在宿主体内的移动、行走、定居及离开宿主的方式等。总之，寄生虫的生活史就是指寄生虫感染宿主后所经历的一系列过程、环节。寄生虫完成生活史除需要适宜的宿主外，还受外界环境的影响。了解和掌握寄生虫的生活史，不仅可以认识人体是如何感染某种寄生虫的，而且还可针对寄生虫采取有效的防治措施。

26.寄生虫可分为哪几种类型?

　　◆ 专性寄生虫：指寄生虫生活史的各个时期或某个阶段必须营寄生生活，不然就不能生存的寄生虫。例如，疟原虫的各个发育阶段都必须在人体和蚊体内进行，否则就不能完成其生活史。

　　◆ 兼性寄生虫：有些寄生虫主要在外界营自生生活，但在某种情况下可侵入宿主营寄生生活，如粪类圆线虫一般在土壤内营自生生活，但也可侵入人体，寄生于肠道营寄生生活。

◆ 体内寄生虫：指寄生于宿主体内器官、组织或细胞内的寄生虫。

◆ 体外寄生虫：主要指一些昆虫，如蚊、白蛉、虱、蚤、蜱等，当它们刺吸血液时与宿主体表接触，吸血后便离开。体外寄生虫也可称暂时性寄生虫。

◆ 机会性致病寄生虫：有些寄生虫在宿主免疫功能正常时处于隐性感染状态，宿主不出现症状。当宿主免疫力低下时，虫体大量繁殖、致病力增强，导致宿主出现临床症状，此类寄生虫称为机会性致病寄生虫。

27. 寄生虫如何损害宿主？

寄生虫与宿主的关系主要包括寄生虫对宿主的损害及宿主对寄生虫的抵抗两个方面。寄生虫对宿主的损害主要表现在三个方面。

◆ 掠夺营养：寄生虫在宿主体内生长、发育及繁殖所需的营养物质均来自宿主，感染的寄生虫越多，对宿主营养的掠夺就越严重。

◆ 机械性损伤：寄生虫在宿主体内移行和定居可对宿主组织造成损伤或破坏，如布氏姜片吸虫依靠强有力的吸盘吸附在肠壁上，可造成肠壁损伤。

◆ 毒性与免疫损伤：寄生虫的排泄物、分泌物、脱落物等对宿主均有毒性作用或能引起免疫病理损害。

28. 人体寄生虫病常见的传播途径有哪些？

◆ 经水传播：水源如被某些寄生虫的感染期虫卵、包囊、幼虫污染，人则可因饮水或接触疫水而感染。

◆ 经食物传播：我国不少地区均以人粪作为肥料，粪便中的感染期虫卵污染蔬菜、水果等是常见的传播途径。因此，生食蔬菜或未洗净的水果常成为某些寄生虫病传播的重要方式。鱼、肉等食品本身含有的寄生虫也是导致某些寄生虫病传播的重要途径，如生食或半生食含感染期幼虫的猪肉可感染猪带绦虫。

◆ 经土壤传播：一些寄生虫卵（如蛔虫、鞭虫、钩虫卵）在土壤中发育为感染性卵或幼虫，人因接触土壤后再经口或皮肤感染。

◆ 经空气（飞沫）传播。

◆ 经节肢动物传播：有些寄生虫须通过媒介节肢动物进行传播，如蚊传播疟疾和丝虫病，白蛉传播黑热病等。

◆ 经人体直接传播：有些寄生虫可通过人与人之间的直接接触而传播，如阴道毛滴虫可通过性生活而传播，疥螨可通过直接接触病人皮肤而传播。

29. 如何防治寄生虫感染？

寄生虫病在一个地区流行必须具备三个基本条件，即传染源、传播途径和易感人群。人体寄生虫病的传染源是指感染了寄生虫的人（病人或带虫者）和动物。易感人群是指对某种寄生虫缺乏免疫力或免疫力低下的人群。寄生虫病防治的基本原则是控制寄生虫病流行，具体有以下三个环节。

◆ 控制传染源：在寄生虫病传播过程中，传染源是主要环节。

◆ 切断传播途径：不同的寄生虫病的传播途径不尽相同。加强粪便和水源管理，注意环境和个人卫生，控制和灭杀节肢动物及中间宿主是切断寄生虫病传播途径的重要手段。

◆ 保护易感人群：人类对各种人体寄生虫的感染大多缺乏先天的特异性免疫力，因此对人群采取必要的保护措施是防止寄生虫感染的最直接方法。关键在于加强健康教育，改变不良的饮食习惯和行为方式，提高群众的自我保护意识。

（陈天武　刘新疆）

第3章 流感防护

1.流感防护顺口溜

> 流感病毒太猖狂，感冒禽流须辩明；
> 传播主要靠飞沫，还有体液分泌物；
> 主要症状有咳嗽，发热头痛体乏力；
> 不分男女和老少，都有可能感染到；
> 生活环境需注意，经常开窗通通气；
> 肥皂清水勤洗手，手脏不摸眼口鼻；
> 咳嗽喷嚏要遮掩，随地吐痰需摒弃；
> 感冒病人不接触，人多场合少出入；
> 出现发热和异常，迅速就医不逞强；
> 流感六次大流行，注射疫苗来预防。

2.流感是普通感冒吗？

普通感冒是由受凉或鼻病毒、冠状病毒、细菌等病原体引起的呼吸道疾病，传染性不强，症状较轻，呈自限性。

流感是由流感病毒（甲型和乙型流感病毒）感染引起的急性呼吸道传染病，主要通过近距离呼吸道飞沫传播，也可以通过口腔、鼻腔、眼睛等黏膜直接或间接接触传播，在人群聚集的场所易发生聚集性疫情。

3. 流感由什么引起？

　　流感是由流感病毒感染引起的对人类危害较严重的急性呼吸道传染病。流感病毒按其核心蛋白分为四个型别：甲型（A型）、乙型（B型）、丙型（C型）和丁型（D型）。其中，甲型流感病毒可按照病毒颗粒表面的血凝素抗原（H抗原18种）和神经氨酸酶抗原（N抗原11种）的不同组合，进一步分为各种亚型，理论上可多达198个亚型，一旦发生重大变异或重组可能引发流感大流行。目前导致每年季节性流行的甲型流感病毒是H1N1和H3N2亚型；乙型流感病毒可分为Victoria和Yamagata两个系，每年和甲型H1N1、H3N2流感病毒共同循环引起季节性流行。丙型流感病毒仅呈散发感染，丁型流感病毒主要感染牛且未发现人类感染。

4. 怎么判断是否得了流感？

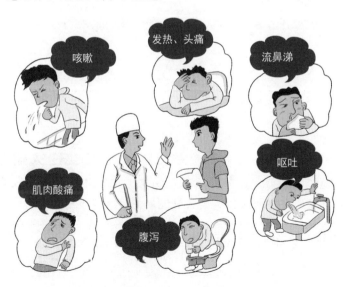

　　流感起病急，大多为自限性，但部分因出现肺炎等并发症可发展至重症流感，少数重症病例病情进展快，可因急性呼吸

窘迫综合征（ARDS）和（或）多器官功能衰竭综合征而死亡。

流感的症状是临床常规诊断和治疗的主要依据，流感的一般表现为急性起病、发热（部分病例可出现高热，达39～40℃）、咳嗽、咽痛、流涕、鼻塞、身体疼痛、寒战、疲乏、腹泻、呕吐等症状。

流感的症状、体征缺乏特异性，易与普通感冒和其他上呼吸道感染相混淆。流感确诊有赖于实验室诊断，检测方法包括病毒核酸检测、病毒分离培养、抗原检测和血清学检测。

5.流感的传染源是什么？流感是通过什么途径传播的？

流感病人和隐性感染者是季节性流感的主要传染源，主要通过呼吸道分泌物的飞沫传播，也可以通过口腔、鼻腔、眼睛等黏膜直接或间接接触传播。

6.哪些人容易得流感？

流感对人群普遍易感。重症流感主要发生于老年人、年幼儿童、孕产妇或有慢性基础疾病者等高危人群，也可发生于一般人群。

7.得了流感会怎样？

多数人表现为轻症，可在1周内自愈。

部分人群特别是孕妇、儿童、老年人、慢性病病人等高危人群感染流感后可导致并发症，出现严重临床后果甚至死亡，要密切关注重症病人和高危人群的病情变化。

8.如果自己得了流感，怎么防止感染别人？

在家休息，尽量避免到人群聚集的场所，确需外出时要戴口罩。减少与人近距离接触；咳嗽、打喷嚏时用纸巾、毛巾等遮住口鼻；经常用肥皂和水洗手；将被流感病毒污染的物品进行消毒。

9. 如何预防流感？

◆ 接种流感疫苗是目前预防流感最有效的手段，可以显著降低接种者罹患流感和发生严重并发症的风险。

◆ 个人日常防护：保持室内通风；平时注意养成良好的个人卫生习惯，包括勤洗手，不用手触碰眼、口、鼻；在流感流行季节，尽量避免去人群聚集场所；家庭成员出现流感病人时，尽量避免近距离接触等。

◆ 在症状出现的 48 小时内服用抗病毒药物能有效缓解疾病症状及缩短症状持续时间。

10. 流感疫苗安全有效吗？

流感疫苗安全有效，是预防流感的最佳手段。在大多数年份，流感疫苗与流感流行毒株的匹配较好，具有良好的保护力。接种流感疫苗是安全的，仅个别出现接种部位红肿热痛、嗜睡、乏力、肌痛、恶心、呕吐、腹痛、腹泻等轻微不良反应，通常会在数天内自行消失，极少出现重度反应。

11. 哪些人需要接种流感疫苗？

原则上，6 月龄及以上所有愿意接种流感疫苗并且没有禁忌证的人都可以接种流感疫苗。

中国疾病预防控制中心（CDC）推荐 6 月龄～5 岁儿童、60 岁及以上老年人、慢性病病人、医务人员、6 月龄以下婴儿的家庭成员和看护人员、孕妇或准备在流感季节妊娠的女性为优先接种人群。医务人员应推荐公众和病人每年接种流感疫苗，提升流感疫苗接种率。

12. 什么时间接种流感疫苗？

为了在流感高发季节前获得保护，最好在 10 月底前完成免疫接种。如果错过时间，也可以在流行季任意时间接种。在同一个流感流行季节中已经完成流感疫苗接种的人不需要再重复接种。

13. 三价和四价疫苗，应该接种哪种？

三价疫苗含甲型 H1N1、H3N2 和乙型流感病毒的一种疫苗，四价疫苗增加了一种乙型流感病毒。两类疫苗均可对流感感染起预防作用，没有优先推荐，可自愿接种任一种流感疫苗。

14. 日常生活中还有哪些预防流感的小妙招？

采取日常防护措施也可以有效减少流感的感染和传播：

◆ 保持良好的呼吸道卫生习惯，咳嗽或打喷嚏时用纸巾、毛巾等遮住口鼻。

◆ 勤洗手，尽量避免触摸眼、鼻或口。

◆ 均衡饮食，适量运动，充足休息等。

◆ 避免近距离接触流感样症状病人，流感流行季节，尽量避免去人群聚集场所。

◆ 出现流感样症状后，病人应居家隔离观察，不带病上班、上课，接触家庭成员时戴口罩，减少疾病传播。

◆ 流感样症状病人去医院就诊时，病人及陪护人员要戴口罩，避免交叉感染。

15. 流感可以通过药物预防吗？

没有接种疫苗或接种疫苗后尚未获得免疫力的重症流感高危人群，在接触流感病人后进行药物性预防，使用奥司他韦、扎那米韦等，但药物预防是一种紧急临时预防措施，不能代替疫苗接种。

16. 流感怎么治疗？

一般病人在出现症状后，建议居家休息，保持房间通风。

充分休息，多饮水，饮食应当易于消化和富有营养。尽量减少与他人接触，以避免传染。治疗重点是缓解如发热、咳嗽等流感样症状，应密切观察病人病情变化，一旦出现持续高热、剧烈咳嗽、呼吸困难、神志改变、严重呕吐与腹泻等重症倾向，应及时就诊。

孕妇、儿童、老年人及慢性病病人等流感高危人群感染流感后更容易导致重症，应尽快就医，尽早在医生的指导下使用抗病毒药物（神经氨酸酶抑制剂类药物，如奥司他韦、帕拉米韦等），使用抗生素和激素对流感病毒无效。

17. 季节性流感和流感大流行有什么区别？

季节性流感是由流感病毒引起的急性呼吸道传染病，目前已知的流感病毒有甲型、乙型、丙型、丁型四种类型，引起季节性流行的是甲型(H1N1 亚型和 H3N2 亚型)和乙型(Yamagata 系和 Victoria 系）流感病毒。在我国北方，一般情况下每年 11 月至次年 2 月为流感流行的高峰时期。

流感大流行是指当甲型流感病毒出现新亚型或旧亚型重现，人群普遍缺乏相应免疫力，造成流感病毒在人群中快速传播，从而引起全球范围内的广泛流行。

18. 甲型 H1N1 流感的来由是什么？

2009 年 4 月甲型 H1N1 流感（H1N1 influenza A）最先在墨西哥暴发，在一个养猪场，先是人感染猪，在猪群中暴发流行，再由猪感染给人，最后转为人传人的流感大流行。因此，一开始被称为猪流感，后根据病毒的分析，改称为猪源性流感病毒感染，最后为了与人的季节性流感 A（H1N1）区别，改称为新流感 A（H1N1），在我国则称为甲流（H1N1）；2009 年 5 月 11 日中国内地确诊首例甲流病例，此后全国各地陆续出现了甲流疫情，并出现全国范围内的大流行，给人群健康带来了巨大影响的同时，也给人们社会生活、经济等带来了巨大冲击。

19. 甲型 H1N1 流感病毒的特点是什么？

甲型 H1N1 流感病原体为新型的甲型 H1N1 流感病毒，该病毒的毒株还包括人流感、禽流感及猪流感 3 种病毒的基因片段，属于正黏病毒科，甲型流感病毒属，典型病毒颗粒呈球状，直径为 80～120 纳米，有囊膜，病毒对酒精、聚维酮碘（碘伏）、碘酊等常用消毒剂敏感；对热敏感，56℃条件下 30 分钟可灭活。

20. 感染甲型 H1N1 流感后有哪些症状？

甲型 H1N1 流感潜伏期一般为 1～7 天，多为 1～3 天；临床通常表现为流感样症状，包括发热（腋温≥37.5℃）、咽痛、流涕、鼻塞、咳嗽、咳痰、头痛、全身酸痛、乏力，部分病例出现呕吐和(或)腹泻，少数病例仅有轻微的上呼吸道症状，无发热；体征主要包括咽部充血和扁桃体肿大，可发生肺炎等并发症，少数病例病情进展迅速，出现呼吸衰竭、多器官功能不全或衰竭综合征，可诱发原有基础疾病的加重，呈现相应的临床表现，病情严重者可以导致死亡。

21. 甲型 H1N1 流感的传播途径有哪些？

甲型 H1N1 流感是一种急性呼吸道传染病，感染者为主要传染源，无症状感染者也具有传染性，通过空气或飞沫进行传播，也可通过病人的分泌物或经体液污染的物品进行直接、间接的接触传播，在人群密集的环境中更容易发生感染。因此，在流感多发时节尽量不要与他人身体接触。

22. 哪些人容易感染甲型 H1N1 流感？什么样的病人易成为重症高危人群？

甲型 H1N1 流感病毒对人群普遍易感。较易成为重症病例的高危人群如下：

◆ 妊娠期妇女。

◆ 伴有以下疾病或状况者：慢性呼吸系统疾病、心血管系统疾病（高血压除外）、肾病、肝病、血液系统疾病、神经系统及神经肌肉疾病、代谢及内分泌系统疾病、免疫功能抑制（包括应用免疫抑制剂或 HIV 感染等致免疫功能低下）、19 岁以下长期服用阿司匹林者、肥胖者（体重指数 ≥ 40 千克 / 平方米危险度高，体重指数为 30 ～ 39 千克 / 平方米可能是高危因素）。

◆ 年龄 < 5 岁的儿童（年龄 < 2 岁更易发生严重并发症）。

◆ 年龄 ≥ 65 岁的老年人。

23. 如何预防甲型 H1N1 流感？

◆ 注意卫生，勤洗手，饭前便后一定要坚持洗手。

◆ 勤换衣服，避免细菌繁殖。

◆ 远离咳嗽的人，避免飞沫传播；出门最好戴口罩，普通口罩就可以，公交车上或其他人多的公共场合打喷嚏或咳嗽时请用袖口或纸巾捂住口鼻。

◆ 要有公共意识，不要随地吐痰，公共场合应用纸巾将痰包好丢入垃圾箱。

◆ 室内要通风，保持空气流通。

◆ 保持规律生活，勤锻炼身体，提高免疫力。

◆ 出现发热等流感症状，不随便吃解热药，应立即就医。

24. 如何诊断甲型 H1N1 流感？

◆ 外周血常规检查：白细胞总数一般不高或降低。

◆ 血生化检查：部分病例出现低钾血症，少数病例肌酸激酶、天冬氨酸氨基转移酶、丙氨酸氨基转移酶、乳酸脱氢酶升高。

◆ 病原学检查

• 病毒核酸检测：以反转录聚合酶链反应（RT-PCR，最好采用实时 RT-PCR）法检测呼吸道标本（咽拭子、鼻拭子、鼻咽或气管抽取物、痰）中的甲型 H1N1 流感病毒核酸，结果可呈阳性。

- 病毒分离：呼吸道标本中可分离出甲型 H1N1 流感病毒。
- 血清抗体检查：动态检测双份血清甲型 H1N1 流感病毒特异性抗体水平呈 4 倍或 4 倍以上升高。

◆ 胸部影像学检查：合并肺炎时肺内可见片状阴影。

25. 如何治疗甲型 H1N1 流感？

◆ 一般治疗：休息，多饮水，密切观察病情变化；对高热病例可给予退热治疗。

◆ 抗病毒治疗：对于临床症状较轻且无合并症，病情趋于自限的甲型 H1N1 流感病例，无须积极应用神经氨酸酶抑制剂；对于发病时即病情严重，发病后病情呈动态恶化的病例，感染甲型 H1N1 流感的高危人群应及时给予神经氨酸酶抑制剂进行抗病毒治疗。

◆ 其他治疗：如出现低氧血症或呼吸衰竭应及时给予相应的治疗措施，合并休克时给予相应抗休克治疗，出现其他脏器功能损害时给予相应支持治疗，合并细菌和（或）真菌感染时，给予相应抗菌药物和（或）抗真菌药物治疗。

26. 甲流防治顺口溜

甲型流感好凶险，来势汹汹需提防；
传播主要靠飞沫，还有体液分泌物；
主要症状有咳嗽，发热头痛体乏力；
不分男女和老少，都有可能感染到；
甲流可防也可治，记住防病小常识；
生活环境需注意，经常开窗通通气；

肥皂清水勤洗手，手脏不摸眼口鼻；
咳嗽喷嚏要遮掩，随地吐痰需避免；
感冒病人不接触，人多场合少出入；
出现发热和异常，迅速就医不逞强。

27. 流感与普通感冒有哪些不同？

项目	普通感冒	流感
原因	细菌	病毒感染
发热	偶尔	多有，一般持续 2～3 天
头痛	偶尔	多有
全身疼痛	轻	常较重
疲乏无力	少数有	多有，可持续 2～3 周
流鼻涕	常有	较少
打喷嚏	基本都有	较少
咽喉痛	常有	较少
咳嗽	较轻	较重

28. 流感并发症有哪些？

肺炎是流感最常见的并发症，其他并发症有神经系统损伤、心脏损害、肌炎、横纹肌溶解综合征和脓毒症休克等。

29. 哪些症状提示流感合并细菌性肺炎？

流感起病后 2～4 天病情进一步加重，或在流感恢复期后病情反而加重，出现高热、剧烈咳嗽、脓性痰、呼吸困难、肺部湿啰音及肺实变体征。外周血白细胞总数和中性粒细胞显著增多，以肺炎链球菌、金黄色葡萄球菌、流感嗜血杆菌等为主。

30. 身体发热、咳嗽怎么办?

第一种情况：如果没有到过疫区，未与疑似或确诊病例有过接触史的人，出现发热、咳嗽等症状，如果仅是咽痛，有点发热，或者发热但很快退热，一般来说是普通感冒，不需要太惊慌。

第二种情况：到过疫区，和疑似病例坐过同一趟车或航班，或是来自同一地区，哪怕只有一点发热，或者浑身不舒服，都应该及时去医院就医。

第三种情况：如果发热 39℃ 以上，咳嗽较重，有憋气的感觉，明显咽痛，并持续高热，伴有严重腹泻等症状，应该就近去医院就医。

（鲁植艳　何玉麟）

第4章 新型冠状病毒肺炎防护

一、认识新型冠状病毒

1. 冠状病毒预防顺口溜

> 新冠病毒奸又坏，
> 隔离洗手口罩戴。
> 疑似密接测核酸，
> 中西结合治愈快。

2. 什么是冠状病毒？

冠状病毒在系统分类上属于冠状病毒科（Coronaviridae）冠状病毒属（Coronavirus）。冠状病毒属的病毒是具外套膜（envelope）的正链单股 RNA 病毒，直径为 80～120 纳米，其遗传物质是已知 RNA 病毒中最大的，感染人、鼠、猪、猫、犬、禽类脊椎动物。冠状病毒最先是 1937 年从鸡身上分离出来的，病毒颗粒的直径为 60～200 纳米，平均直径为 100 纳米，呈球形或椭圆形，具有多形性。病毒有包膜，包膜上存在棘突，整个病毒像日冕，不同的冠状病毒的棘突有明显的差异。在冠状病毒感染时，在细胞内有时可以见到管状的包涵体。冠状病毒可以感染多种哺乳动物（如人、猪等）及禽类（鸡、鸟等）。

冠状病毒的复制能力强，又因为是单股 RNA 病毒，结构不稳定，复制过程中容易产生变异。

冠状病毒引起的人类疾病主要是呼吸系统感染，根据病毒繁殖对温度的喜好，冬季和早春成为该病毒疾病的流行季节。

3. 冠状病毒种类有哪些?

目前已发现 7 种人冠状病毒，2019 新型冠状病毒（2019 novel coronavirus，2019-nCoV）是目前已知的第 7 种可以感染人的冠状病毒，其余几种中有两种是大家相对熟悉的，一种是 2003 年的 SARS 冠状病毒；还有一种是 2012 年的中东呼吸综合征（MERS）冠状病毒。

国际病毒分类委员会（International Committee on Taxonomy of Virus，ICTV）宣布，新型冠状病毒（2019-nCoV）的正式分类名为严重急性呼吸综合征冠状病毒 2（severe acute respiratory syndrome coronavirus 2，SARS-CoV-2），而世界卫生组织同日宣布，由这一病毒导致的疾病的正式名称为 COVID-19。与 SARS 比较，新型冠状病毒传染性强、病死率低。

4. 新型冠状病毒的传染源是什么?

目前确认的传染源主要是新型冠状病毒肺炎病人，其次是与病人密切接触但没有发病的病毒携带者。

5. 新型冠状病毒肺炎是如何传播的?

新型冠状病毒肺炎的传播途径主要是经呼吸道飞沫传播（直接吸入感染者喷嚏、咳嗽、说话形成的飞沫）和接触传播（手接触沉积在物体表面的病毒，进而接触口、鼻、眼睛等黏膜）。此外，还有研究人员认为 SARS-CoV-2 可能污染眼结膜上皮，引起眼部并发症进而导致呼吸道感染，所以眼睛途径传播不容忽视。部分病人的粪便及尿液样本中 SARS-CoV-2 核酸检测呈阳性，并在一例重症病人粪便样本中分离出活的 SARS-CoV-2，这提示 SARS-CoV-2 有可能通过粪 - 口途径传播。

6. 环境因素对于新型冠状病毒肺炎的传播具有哪些潜在的影响？

病毒只能寄生在活细胞内并利用宿主的物质、能量和细胞器进行自我复制。一旦从宿主细胞中游离出来，病毒的生存和活性便直接受到各种环境压力的调控，如温度、湿度、光照、高 pH、生物因素等。温度是影响病毒存活的重要因素之一，高温能够破坏病毒蛋白质和基因组的结构与功能，病毒存活率多随温度升高而显著下降。相对湿度也是调控病毒存活的关键环境因子，冠状病毒在较低相对湿度（20%～30%）的环境中存活时间较长。

7. 如何看待新型冠状病毒感染"可能"通过气溶胶方式传播？

气溶胶学术上讲是指由固体或液体小质点分散并悬浮在气体介质中形成的胶体分散体系，就像我们平时见到的烟、雾等都是气溶胶的表现形式。目前新型冠状病毒最主要的传播途径是飞沫传播和密切接触传播，传播距离一般不到 2 米，没有证据证明其会在空气中长期悬浮。因此，按照佩戴口罩、勤洗手的要求，做好已有的防范措施，并不需要产生恐慌情绪。仅在封闭的环境中、长时间暴露于高浓度气溶胶情况下存在气溶胶传播的可能（如医务人员近距离取病人的鼻咽拭子、吸痰操作、气管插管等）。

8. 如何看待粪 - 口传播？

从 SARS 看 SARS-CoV-2 的防护，目前研究发现新型冠状病毒肺炎病人粪便中可检测到活病毒的存在，虽然这并非简单意味着会导致粪-口传播，但意味着需要警惕和防护粪-鼻传播。SARS 期间中国香港曾经出现淘大花园疫情，香港特别行政区卫生署分析导致传染播散的途径很可能是确诊病人腹泻，进入污水系统里带病毒的小液滴被倒吸导致垂直排列的住房单元感染。所以，粪便确有可能成为传染源导致粪-鼻传播。借助 SARS 期间的防控经验，我们应勤洗手，如厕后盖上马桶盖再冲水；可每一两日往卫生间和厨房地面的下水道地漏里倒水，保证 U 形聚水器里始终有水而起到隔气功能。在公共场所，避免使用空气流通不好、臭味明显的厕所，而且戴好口罩，及时洗手。

9. 2019 新型冠状病毒可以在物体表面存活多久？

目前关于新型冠状病毒的研究尚未发表，但德国专家通过 Medline 数据库检索了相关文献，总结了 SARS 冠状病毒（SARS-CoV）在物体表面的存活时间。总体来讲，在不同类型的物体表面，SARS-CoV 保持传染性的时间为 2 小时～ 9 天。在金属、木头、纸、塑料等介质上并无太大差异，病毒存活时间主要与病毒滴度呈正相关。

10. 新型冠状病毒肺炎的潜伏期有多长？

潜伏期是指病原体侵入人体至最早出现临床症状的这段时间。基于流行病学调查，2019 新型冠状病毒在人体内的潜伏期通常为 1 ～ 14 天。钟南山院士团队的研究表明，2019 新型冠状病毒的中位潜伏期为 3 天，最长可达 24 天。

11. 为什么有些病人没有症状也会成为传播者？这期间需要注意什么？

新型冠状病毒的感染者在没有出现症状的潜伏期也可能成为传播者。新型冠状病毒肺炎潜伏期虽然没有症状，但却一样具有传染性，这一点与 2003 年的严重急性呼吸综合征不同。

无症状潜伏期具有传染性给群防群控工作带来了更大的挑战。因此，曾在疫情高发区停留、与来自疫情高发区的人员接触过或周边出现了类似症状的聚集性发病者都可能被新型冠状病毒感染，或成为没有症状的传播者，最好自我居家隔离 14 天。防控传染病，人人有责，保护他人也是保护自己。

12. 哪些人容易感染新型冠状病毒？

目前该病毒对人群普遍易感，男女老少都可能被感染。是否感染主要取决于与病人或病原体携带者的接触机会。接触机会大，发病率高，儿童的接触机会相对少，所以目前儿童感染的概率较低。人体免疫功能强弱对是否感染也有一定影响，如免疫力低的老年人和合并其他慢性病（如心脏病和肺部疾病等）的人容易感染，且感染后病情更严重。

13. 新型冠状病毒肺炎的临床表现如何？

新型冠状病毒肺炎的临床表现以发热、乏力、干咳为主，少数病人伴有鼻塞、流涕、咽痛、肌肉酸痛和腹泻等症状。

重型病人多在发病 1 周后出现呼吸困难或低氧血症，严重者迅速进展为急性呼吸窘迫综合征、脓毒症休克、难以纠正的代谢性酸中毒和出凝血功能障碍；轻型病人可能仅表现为低热、轻微乏力等，无肺炎表现。

14. 新型冠状病毒肺炎的实验室检查结果如何？

◆ 一般检查：发病早期外周血白细胞总数正常或减少，淋巴细胞计数减少，部分病人可出现肝酶、乳酸脱氢酶（LDH）、肌酶和肌红蛋白增高；部分危重者可见肌钙蛋白增高。多数病人 C 反应蛋白（CRP）升高和红细胞沉降率增快，降钙素原正常。严重者 D- 二聚体升高、外周血淋巴细胞进行性减少。

◆ 特异性检测：在鼻咽拭子、痰、下呼吸道分泌物、血液、粪便等标本中可检测出新型冠状病毒核酸。

15. 新型冠状病毒肺炎的影像学表现如何?

CT表现为多发小斑片影及间质改变,以肺外周及胸膜下明显,进而发展为双肺多发性磨玻璃影、实变影。

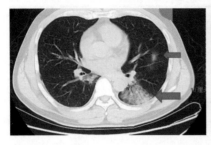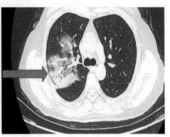

图片来源:武汉大学中南医院法医司法鉴定所

16. 哪些人是疑似病例?

根据《新型冠状病毒肺炎诊疗方案(试行第七版)》疑似病例的确认需结合下述流行病学史和临床表现综合分析。

◆ 流行病学史

• 发病前14天内有疫区及周边地区或其他有病例报告社区的旅行史或居住史。

• 发病前14天内与新型冠状病毒感染者(核酸检测阳性者)有接触史。

• 发病前14天内曾接触过来自疫区及周边地区,或来自有病例报告社区的发热或有呼吸道症状的病人。

• 聚集性发病[2周内在小范围如家庭、办公室、学校班级等场所,出现2例及以上发热和(或)呼吸症状的病例]。

◆ 临床表现

• 发热和(或)呼吸道症状。

• 具有上述新型冠状病毒肺炎影像学特征。

● 发病早期白细胞总数正常或降低，或淋巴细胞计数正常或减少。

有流行病学史中的任何一条，且符合临床表现中任意 2 条。无明确流行病学史的，符合临床表现中的 3 条。

17. 哪些人是确诊病例？

疑似病例具备以下病原学证据之一者：

◆ 实时荧光 RT-PCR 检测新型冠状病毒核酸阳性。

◆ 病毒基因测序，与已知的新型冠状病毒高度同源。

18. 哪些人是密切接触者？

密切接触者指与疑似病例、确诊病例、轻症病例有近距离、比较长时间、未采取有效防护接触的人员，主要有以下 4 种情形：

◆ 与病例共同居住、学习、工作或其他近距离、无保护密切接触的人员。

◆ 在医疗活动中，诊疗、护理、探视病例的医护人员、家属，同病室的其他病人及其陪护人员等。

◆ 乘坐同一交通工具并有近距离接触人员，包括同行人员或经调查发现有可能近距离接触病例的其他乘客和乘务人员。

◆ 疾病预防控制人员经现场调查认为符合其他密切接触情形的人员。

目前，根据防控要求，针对密切接触人员均需要进行集中医学观察。

19. 是不是与病例坐同一辆车就会成为密切接触者？

不同的交通工具对密切接触者的定义是不一样的，一起来看基本情况：

◆ 飞机：一般情况下，民用航空器舱内病例座位的同排和前后各 3 排座位的全部旅客及在上述区域内提供客舱服务的乘务人员作为密切接触者。其他同航班乘客作为一般接触者。

◆ 铁路旅客列车

• 乘坐全封闭空调列车，病例所在硬座、硬卧车厢或软卧同包厢的全部乘客和乘务人员。

• 乘坐非全封闭的普通列车，病例同间软卧包厢内或同节硬座（硬卧）车厢内同格及前后邻格的旅客，以及为该区域服务的乘务人员。

◆ 汽车

• 乘坐全密封空调客车时，与病例同乘一辆汽车的所有人员。

• 乘坐通风的普通客车时，与病例同车前后 3 排座位的乘客和驾乘人员。

◆ 轮船：与病例同一舱室内的全部人员和为该舱室提供服务的乘务人员。

提醒：如与病例接触期间，病人有高热、打喷嚏、咳嗽、呕吐等剧烈症状，不论时间长短，均应作为密切接触者。

---

20. 什么是疫苗？新型冠状病毒疫苗什么时候应用到临床？

疫苗是指为预防、控制疾病的发生、流行，用于人体免疫接种的预防性生物制品，包括免疫规划疫苗和非免疫规划疫苗。机体通过疫苗接种获得相应的免疫力。我国唐代就有记载最早的疫苗实践，孙思邈通过收集患有天花病人身上的脓液，涂在正常人身上，以获得抵御天花的免疫力。近几个世纪，各类疫苗相继被开发出来，应用于预防各种传染性疾病，如乙型肝炎、狂犬病、麻疹、破伤风等，为人类健康做出了重要的贡献。

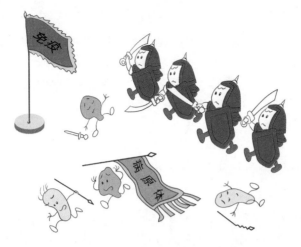

和新药一样，疫苗研发有固有的周期规律。首先，研发疫苗需要设计并确定有效成分。比如灭活的病毒或毒力减弱的病毒，或者选取其中的关键蛋白或多肽。进而需要进行生产工艺的建立和质量控制。其次，疫苗需要完成一系列实验获得足够的数据支持以进一步申请批准开展临床试验。这里面包括疫苗在动物模型上的有效性评价、安全性评价等。这一过程顺利的话一般也需要一年半载。接下来疫苗还要在人身上验证，经过Ⅰ期、Ⅱ期、Ⅲ期临床试验才能获批。这一过程往往经历数年，需要花费大量的时间和费用。所以，新型冠状病毒疫苗的开发，难以在短期内应用到当前的疫情中来。但在当前疫情紧急情况下，开发和审批的流程应该能够大大加快，有可能将疫苗的开发周期大大缩短。

21.什么是潜伏期？

潜伏期指病原体侵入机体至最早出现临床症状的这段时间。一般情况下，潜伏期短的疾病，常以暴发形式出现。通过判断潜伏期，我们可以判断病人受感染的时间，借此追踪传染源，寻找传播途径。并且只有结合潜伏期才可以确定接触者的医学观察期限，因为潜伏期内的病人虽然已经感染，但是很难自我察觉，与此同时还会成为传染源传染给其他人，所以可疑病人潜伏期内一定要进行自我隔离，出现症状及时就医。

医学上，预防措施实施后经过一个潜伏期，如果发病数明显下降，则认为可能与措施有关。根据目前流行病学调查，新型冠状病毒肺炎的潜伏期为 3 ～ 7 天，最长不超过 14 天。

22. 什么是传染病的基本传染数？

基本传染数（R0）是在流行病学上，指在没有外力介入，同时所有人都没有免疫力的情况下，一个感染到某种传染病的人，会把疾病传染给其他多少个人的平均数。

如果 R0 < 1，传染病将会逐渐消失。

如果 R0 > 1，传染病会以指数方式散布，成为流行病。但是一般不会永远持续，因为可能被感染的人口会慢慢减少。部分人口可能死于该传染病，部分则可能病愈后产生免疫力。

如果 R0 = 1，传染病会变成人口中的地方性流行病。

R0 的数字越大，代表流行病的控制越难。

严重急性呼吸综合征：R0 为 0.85 ～ 1 或 2 ～ 5，在新加坡 R0 为 3（这个数字是 2003 年暴发时的统计。由于实施严格隔离，因此这数字只代表该次暴发，而并非病症在不受限制之下的数字。在不受限制下，这数字可能较为接近 2 ～ 3）。

艾滋病：R0 为 2 ～ 5；麻疹：R0 为 16 ～ 18。

23. 什么叫新型冠状病毒无症状感染者？

新型冠状病毒无症状感染者是指无相关临床表现，如发热、咳嗽、咽痛等可自我感知或可临床识别的症状与体征，但咽拭子新型冠状病毒核酸检测呈阳性者。

无症状感染者可分为两种：一是病人核酸检测阳性，在 14 天潜伏期的观察中，均无任何可自我感知或可临床识别的症状与体征；二是病人核酸检测阳性，采样时无任何可自我感知或可临床识别的症状与体征，但在潜伏期的观察中出现某种临床表现，即处于潜伏期的"无症状感染"状态。

24. 无症状感染者通过什么途径发现？

因为没有症状，所以主要通过以下途径发现无症状感染者：

一是对新型冠状病毒肺炎病例的密切接触者进行流行病学调查。

二是在聚集性疫情调查中开展流行病学调查。

三是在新型冠状病毒肺炎病例的传染源追踪过程中对暴露人群进行流行病学调查。

四是对部分有境内外新型冠状病毒肺炎病例疫区的旅行史和居住史人员开展主动检测。

25. 无症状感染者有无传染性？

根据国家和部分省份开展的密切接触者流行病学调查发现个别由无症状感染者导致的聚集性疫情，有小样本量的研究也显示无症状感染者呼吸道样本中的病毒载量与确诊病例没有太大差异，因此也具有传染性。

但是目前的研究表明，无症状感染者虽然存在传染性，但其传染期长短、传染性强弱、传播方式等尚需开展进一步科学研究。部分专家认为，无症状感染者由于无咳嗽、打喷嚏等症状，病原排出体外引起传播的机会少一些。

26. 如何做好无症状感染者的风险评估及其防控？

无症状感染者传播特点：一是传播的隐匿性；二是症状的主观性；三是发现的局限性。因此，应该加大无症状感染者监测，有针对性加大筛查力度，将检测范围扩大至已发现病例和无症状感染者的密切接触者、重点地区和重点人群等。

一旦发现无症状感染者，要立即按"四早"要求严格集中隔离和医学观察，对密切接触者也要实施隔离医学观察。

27. 我国关于无症状感染者的防控要求是什么？

各级各类医疗卫生机构发现无症状感染者，应于 2 小时内进行网络直报。县（区）级疾病预防控制机构接到无症状感染者报告后，24 小时内完成个案调查，并及时进行密切接触者登记，将个案调查表或调查报告及时通过传染病报告管理信息系统进行上报。无症状感染者应集中隔离 14 天，原则上集中隔离满 14 天且连续两次标本核酸检测呈阴性者（采样时间至少间隔 24 小时）可解除隔离；如果核酸检测仍为阳性者，则继续进行隔离医学观察。隔离医学观察期间如出现临床表现，应及时转归为确诊病例，进行规范治疗。

28. 无症状感染者的密切接触者需要隔离吗？

无症状感染者的密切接触者也要进行 14 天的集中隔离医学观察。

二、公众个人预防

1. 如何保护自己和他人不生病？

◆ 外出佩戴口罩。外出前往公共场所、就医和乘坐公共交通工具时，佩戴医用外科口罩或 N95 口罩。

◆ 随时保持手卫生。减少接触公共场所的公共物品和部位；从公共场所返回、咳嗽手捂之后、饭前便后，用洗手液或香皂流水洗手，或者使用含酒精成分的免洗洗手液；不确定手是否清洁时，避免用手接触口、鼻、眼；打喷嚏或咳嗽时，用手肘衣服遮住口鼻。

◆ 避免在未加防护情况下与病人接触（包括触摸眼、鼻或口）及与农场牲畜或野生动物接触。

◆ 如果你有咳嗽或发热的症状，避免和他人密切接触。

◆ 避免在公共场所吐痰。

◆ 如发热、咳嗽或呼吸困难，请尽早就医并告知医务人员你的旅行史。

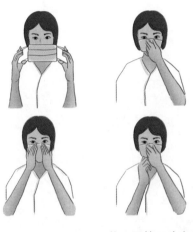

如何戴口罩

如何摘口罩

（请扫二维码看视频）

戴口罩的正确方法

2. 如何注意食品安全？

◆ 处理生食和熟食的切菜板及刀具要分开，处理生食和熟食之间要洗手。

◆ 即使在发生疫情的地区，如果肉食在食品制备过程中予以彻底烹饪和妥善处理，也可安全食用。

3. 如何做好健康监测与就医？

◆ 主动做好个人与家庭成员的健康监测，自觉发热时要主动测量体温。家中有小孩的，要早晚摸小孩的额头，如有发热要为其测量体温。

◆ 若出现可疑症状，应主动戴上口罩及时就近就医。若出现新型冠状病毒感染可疑症状（包括发热、咳嗽、咽痛、胸闷、呼吸困难、轻度食欲缺乏、乏力、精神稍差、恶心呕吐、腹泻、头痛、心悸、结膜炎、轻度四肢或腰背部肌肉酸痛等），应根据病情及时到医疗机构就诊。并尽量避免乘坐地铁、公共汽车等交通工具，避免前往人群密集的场所。就诊时应主动告诉医生自己的相关疾病流行地区的旅行居住史，以及发病后接触过什么人，配合医生开展相关调查。

4.如何保持良好卫生和健康习惯？

◆ 居室勤开窗，经常通风。

◆ 家庭成员不共用毛巾，保持家居、餐具清洁，勤晒衣被。

◆ 不随地吐痰，口鼻分泌物用纸巾包好，弃置于有盖垃圾箱内。

◆ 注意营养，适度运动。

◆ 不要接触、购买和食用野生动物（即野味）；尽量避免前往售卖活体动物（禽类、海产品、野生动物等）的市场。

◆ 家庭置备体温计、医用外科口罩或 N95 口罩、家用消毒用品等物资。

5.具有防护作用的口罩有哪些？

首选医用外科口罩或 N95 / KN95 口罩。其他口罩的效果不如这三种好。医用外科口罩和 N95 / KN95 口罩都可以有效起到自我防护、降低呼吸道感染风险的作用，能买到哪种口罩就戴哪种口罩。

6.佩戴口罩有哪些注意事项？

◆ 医用外科口罩，深色面要朝外。

医用外科口罩戴反了，防护力会大大减弱。正确的操作是颜色较深的朝外，颜色较浅的朝自己，有金属条的部分戴在鼻子上。

◆ 口罩上有呼吸阀，不用担心。

呼吸阀的气流是单向向外的，不影响使用者的防护效果。但已经有症状的人，建议不要使用带有呼吸阀的防护口罩，它无法阻挡病毒飞沫逸出。

◆ KN90 口罩和医用护理口罩是次选。

普通出行，非密切接触，这两类口罩都有一定程度阻隔飞沫的能力，能减低风险。

◆ 如果以上都没有，可戴普通的口罩，但防护效果不佳，不推荐。

◆ 定时更换口罩。如果在机场或车站候车的时间较长，注意多准备几个口罩，最好每 2～4 小时就更换一次。一次性口罩一旦摘下，不要重复使用。

◆"吸烟可以防病毒"是谣言。吸烟时无法戴口罩，手部会触碰口鼻，会增加病毒感染的风险。烟草中的有害物质还会损伤肺功能，呼出的二手烟雾也会危害周边人的健康。

公共场合如何正确佩戴口罩

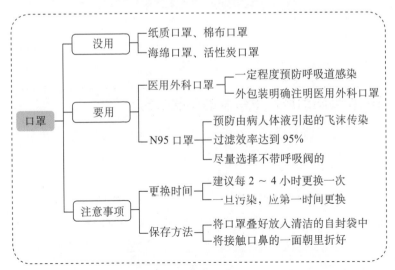

7. 口罩戴多久需要更换？

未接触过疑似或确诊病人且外观完好、无异味或脏污的口罩，回家后可放置于居室通风干燥处，以备下次使用。健康人群佩戴过的口罩，没有新型冠状病毒传播的风险，一般不需要每4小时更换一次，但在口罩变形、弄湿或弄脏及有异味时要及时更换。

8. 如何处理戴过的口罩？

没有感染风险的人群戴过的口罩按照生活垃圾分类的要求处置。鼓励放在垃圾袋里，扎紧袋口后再投入垃圾桶。口罩里面禁忌喷洒酒精消毒。

9. 特殊人群如何佩戴口罩？

◆ 孕妇佩戴口罩，应结合自身条件选择。

◆ 老年人及有心肺疾病和呼吸道基础疾病的病人佩戴后如有不适感，应寻求医生的专业指导。

◆ 儿童脸型小，应选择儿童防护口罩，在佩戴过程中家长应随时关注。年龄极小的婴幼儿不宜戴口罩，避免发生窒息。

以上人群尽量不去人多密集的公共场所，在家注意开窗通风和居室清洁消毒。

10. 如何防治戴口罩带来的皮肤损伤？

首先要选择规格合适的口罩，避免使用伪劣产品，儿童要选择合适的尺寸，佩戴时可以脸上、耳后涂点润肤露；其次是佩戴一段时间后可变换口罩位置或者摘下来让皮肤减少受压，发现红肿和破损应该让皮肤充分休息和得到相应治疗；最后可以在受压部位涂抹润肤露、敷上敷料来减少皮肤受损。

11. 洗手的正确方法是什么?

正确洗手是预防呼吸道感染的有效措施之一。用洗手液、肥皂,在流动水下按照"七步洗手法"正确洗手,即"内、外、夹、弓、大、立、腕",每一步揉搓时间均应大于 15 秒,请在洗手时唱两遍生日快乐歌。

内:掌心对掌心,手指并拢,相互揉搓。

外:手心对手背沿指缝相互揉搓,双手交换进行。

夹:掌心相对,双手交叉沿指缝相互揉搓。

弓:弯曲各手指关节,将关节在另一手掌心揉搓,双手交换进行。

大:大拇指在对侧手掌中揉搓,双手交换进行。

立:将五个手指尖并拢放在对侧掌心揉搓,双手交换进行。

腕:清洗和揉搓手腕及手臂,双手交换进行。

1 首先在流水下淋湿双手

2 然后取适量洗手液(肥皂)均匀涂抹至整个手掌、手背、手指和指缝

认真搓双手至少15秒,具体操作如下:

3 a.掌心相对,手指并拢,相互揉搓

b.手心对手背沿指缝相互揉搓,双手交互进行

c.掌心相对,双手交叉沿指缝相互揉搓

d.弯曲手指使指关节在另一手掌心旋转揉搓,双手交换进行

e.右手握住左手大拇指旋转揉搓，双手交换进行

f.将五个手指尖并拢放在另一手掌心旋转揉搓，并清洗和揉搓手腕和手臂，双手交换进行

4　在流水下彻底冲净双手

5　擦干双手，取适量护手液护肤

日常洗手的正确方法

日常洗手的正确方法
（请扫二维码看视频）

12.勤洗手，要做到多勤？

随时保持手卫生是传染病防控最重要、最有效的措施之一。从公共场所返回、咳嗽打喷嚏之后、饭前、便后、戴口罩前和摘口罩后等都要用洗手液或香皂和流动水洗手，或者使用免洗手消毒凝胶洁净双手（使用免洗消毒剂的前提是没有可见污物）。不确定手是否清洁时，避免用手接触眼、鼻、口等处。

13.如何进行科学有效的居家隔离？

科学饮食要注意。隔离期间，务必实行分餐制，隔离人员要单独用餐，碗筷专用。餐具使用后，必须煮沸消毒，或使用消毒柜、消毒液浸泡消毒。在膳食搭配上，要荤素结合，均衡合理；要结合自身健康状况，多吃一些易吸收、富含纤维素的食物。对于糖尿病病人，要少吃高糖食物。要养成经常饮水的习惯，尤其是在每天早晨起床后，喝适量温水对身体有好处。不建议饮用过多的碳酸饮料。

合理锻炼须谨记。在家中可以从事一些低强度锻炼，如仰卧起坐、俯卧撑、快步走，运动量不必过大，不要过多消耗体力。

在身体感到疲倦时就不要继续运动，休息更重要。如果居住的环境周边人员少，空气流通顺畅，在天气好的时候可以走出去锻炼一下，锻炼时戴上口罩和手套，人与人之间的距离最好保持在 1 米以上。

隔离结束勿大意。居家隔离过了病毒最长潜伏期之后，如果没有任何感染的表现，就可以解除隔离，回归正常的工作生活。但这时不能掉以轻心，依然要保持良好的卫生习惯。

14. 宅在家里，怎样提高个人免疫力？

◆ 保证充足睡眠。睡眠是提升免疫力最好的方法，每天一定要保证 7 ～ 8 小时的睡眠，避免熬夜。

◆ 保持良好情绪状态，情绪低落、紧张、焦虑对免疫力都是有损害的。

◆ 平衡膳食，均衡营养，要坚持安全的饮食习惯，食用肉类和蛋类要煮熟、煮透。另外，避免醉酒。

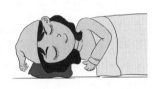

15. 宅在家里，适合做哪些居家运动？

居家期间每天应该保持一定的运动量，可以根据个人情况选择原地大幅度摆臂慢跑、太极拳、八段锦、瑜伽等适度的运动方式。

16. 宅在家里，如何分辨哪些信息是谣言？

谣言实质上是一种"舆论病毒"。要抱着理性的态度去面对，不信谣、不传谣。要怀着辩证的态度来分析，不能因为转发的人多了就认为是真的，可以通过关注官方的信息来辨别；也不要在社交媒体发布消极信息，要时刻提醒自己，镇静情绪、心态积极、主动约束管理自我。

17. 出行时有哪些注意事项?

◆ 如发热或咳嗽,应避免出行。请就医并告知医务人员你的旅行史。

◆ 如在旅途中生病,请通知乘务人员并尽早寻求医疗帮助。

◆ 避免与发热或咳嗽的人密切接触。避免触摸眼、口、鼻。

◆ 常用含酒精的免洗洗手液或肥皂和清水洗手。

◆ 只吃彻底做熟的餐食。

◆ 避免密切接触患病动物或携其出行。

18. 上下班途中如何避免感染?

疫情期间上班出门前一定要正确佩戴一次性医用口罩,尽量不乘坐公共交通工具,建议步行、骑行或乘坐私家车、班车上班。如必须乘坐公共交通工具时,途中尽量避免用手触摸车上物品,务必全程佩戴口罩,下班回到家中摘掉口罩后不要触碰口罩外面,洗手消毒,外带物品如手机和钥匙等要使用 75%酒精擦拭。鞋、外穿衣服等消毒后挂在居室通风处。

19. 传统中医如何控制疫情?

传统中医治疫与治病思路是不同的,古人治疫需四管齐下:辟瘟、净秽、普济、辨治。辟瘟即预防,净秽即消毒,普济是根据普遍的症状广泛施药,辨治即重点治疗。

◆ 辟瘟:即常人的预防工作,现代医学有口罩等保护手段,传统中医则以佩戴香囊等方法实施,芳香辟秽,开窍化浊,使常人最大化地自我保护,防止瘟疫蔓延。

◆ 净秽:即感染区域的消毒工作,针对丧葬、病家、医院等易感染区域以专方制剂喷洒、焚化等手段净化环境。

◆ 普济:即对大量的疑似病人施药,观察疫病共同特点,总结出万人一方的普济方药,在疫区普遍发放。

◆ 辨治：即对疑难或危重病患的精细治疗。发挥优势资源借助高水平专家予以精细辨证治疗。

20. 针刺可以对抗疫情吗？

针刺自古代即有丰富的防治瘟疫的理论与经验，通过疏通经络、溃散病邪改善机体内环境，从而达到鼓舞脏腑功能、修复脏器、改善脏器功能的目的。对于现代急性传染性疾病，如流行性出血热、流行性感冒、急性细菌性痢疾、流行性脑脊髓膜炎、病毒性肝炎、小儿手足口病、SARS 等，经针灸介入治疗均有明确、可靠的疗效报道，自古效佳。通过对症治疗，改变体内的大环境，病毒不攻自破，辨经络，选穴位，结合现代医学的防护措施，既可抵挡一面，又可协同作战。

三、疑似病人医院就诊

1. 病人什么情况下应该去就医？

如果病人近期去过疫情严重的地区，或者接触过来自疫情严重地区的发热或有呼吸道症状的病人，或者接触过新型冠状病毒感染病人，而且出现新型冠状病毒感染的可疑症状，应该及时去医院就诊；病人的主要症状包括发热（多以低热起病）、乏力、干咳、呼吸困难，尤其是出现呼吸困难时，应立即就医。此外，新型冠状病毒感染的其他症状还包括鼻塞、流涕、咽痛和腹泻等。

2. 就医前应该做哪些准备？

就医前应做好自我防护，戴口罩，避免使用带呼吸阀的口罩；了解拟就诊的医院是否有发热门诊。可通过国务院客户端查询发热门诊和定点医院。

3.是否有发热或鼻塞、流涕等不适就马上到医院进行 筛查?

如果没有上面说的流行病学史,单纯出现打喷嚏、流鼻涕、咽痛等上呼吸道症状,而乏力、发热、咳嗽等症状都不太明显,出现这些症状时也不能排除普通感冒,年轻病人、无基础病者可暂居家观察。冬季也是流感的高发季节,流感多以高热(39～40℃)、头痛、肌痛和全身不适起病,可有畏寒、寒战,多伴全身肌肉关节酸痛、乏力、食欲缺乏等全身症状。此类病人,需要到发热门诊进行相应筛查。如果发热症状加重或呼吸困难加重,则尽早就医;年长病人或有基础病者,建议尽快就医。

4.应该去哪里就医?

应去发热门诊就医。部分医院开通了网上发热门诊,症状较轻时可优先选择。

如果必须去医院就医,可就近前往有发热门诊的医疗救治定点医院。

5.如何去就医?

- ◆ 尽量选择乘坐私家车就医;或乘坐出租车、网约车。
- ◆ 以上情况不允许时可选择公共交通工具。
- ◆ 避免使用带呼吸阀的口罩。

6.就医途中应该怎么防护?

- ◆ 就医途中病人和家属应全程佩戴口罩。
- ◆ 打喷嚏或咳嗽时用手肘或纸巾捂住口鼻。
- ◆ 条件允许时,使用免洗手消毒凝胶随时保持手卫生。

7. 就诊时应该注意什么？

◆ 根据医院流程就诊。

◆ 主动向医生提供自己的流行病学史（旅行史、接触疫区人员、乘坐交通工具等）。

◆ 在指定区域内就诊，避免在医院内随意走动，尽量不接触医院的环境和物体表面；如果接触门把手、护士站台面、卫生间设施等应及时洗手。

8. 就诊时，医生会对病人进行哪些检查？

初次就诊时，医生首先会询问病人的流行病学史，然后会根据病人症状进行肺部影像学检查、血常规检查等。根据流行病学史、影像学或血常规结果，若判定病人为疑似病例，医生会将病人留院观察。医生一般会留取痰液或咽拭子标本进行筛查；对于留院观察的病人，可能会采集下呼吸道标本（气道吸取物、支气管灌洗液、肺泡灌洗液）或血液。

9. 就诊后，筛查结果为阴性该怎么做？

就诊时，医生会根据病人症状、流行病学史进行综合判断，对病人进行流感或新型冠状病毒感染的筛查。如果新型冠状病毒筛查阴性且无明确的流行病学史，则新型冠状病毒感染可能性较小。可根据医生建议对症处理，如流感筛查阳性，则根据流感诊疗方案进行；如为普通感冒，建议居家休息。

10. 如果确诊阳性，病人家人该做什么？

◆ 密切接触者应居家隔离 14 天。

◆ 作息规律，健康饮食。

◆ 勤洗手，尤其是饭前便后。

◆ 打喷嚏或咳嗽时应用手肘或纸巾捂住口鼻。

◆ 如有发热或其他症状，及时就医。

11. 有针对新型冠状病毒肺炎的特效药吗？新型冠状病毒肺炎的治疗措施有哪些？

目前，针对新型冠状病毒肺炎并没有特效药，主要的治疗对策是在对症治疗的基础上积极防治并发症，治疗基础疾病，预防继发细菌感染，及时进行器官功能支持治疗。对症治疗是指通过药物或医疗器械有针对性地改善病人发热、咳嗽等症状，维持病人正常的血氧饱和度和生命体征等。

对于重型、危重型病人，还会给予有效氧疗措施，包括鼻导管、面罩给氧和经鼻高流量氧疗等，必要时还可能使用体外膜肺氧合（ECMO）进行挽救治疗。

12. 孕妇如果不幸感染新型冠状病毒肺炎，是否要终止妊娠？

目前尚不能证明存在母婴垂直传播感染，大家不要过于焦虑恐慌。新型冠状病毒感染不一定需要终止妊娠。对于疑似或确诊孕妇需要结合临床表现、核酸检测、CT 检查等综合评估病情。轻型病人对症支持治疗，但如果是重型病人出现呼吸衰竭、休克症状，则需要进行多科会诊，收入重症监护病房。治疗过程中需要充分权衡利弊，对病情、孕周和胎儿情况进行综合考虑，必要时可能需要终止妊娠。

13. 已确诊新型冠状病毒感染的哺乳期妈妈能不能进行母乳喂养？需要注意哪些方面？

首先，就目前现有的资料显示，确诊的产妇乳汁中极少检测到新型冠状病毒核酸。但是，母乳喂养还有接触性传染的可能性。因此，已确诊新型冠状病毒肺炎的产妇，目前不建议母乳喂养。

　　有人提出可否将乳汁吸出，在 56℃ 加热 30 分钟后再给新生儿喂养，这种方法要考虑母乳加热后营养成分被破坏的可能性。因此，建议给予配方奶等人工喂养。

　　因为是暂时停止母乳喂养，等治愈出院并完成 14 天的隔离管理和健康状况监测后，复查无异常，便可以考虑母乳喂养。需要强调的是，停止哺乳期间对乳房的护理很重要，可以用吸乳器定时吸出乳汁，保持乳腺导管通畅，避免乳汁淤积而引发乳腺炎。

14. 新型冠状病毒肺炎病人的出院标准是什么？

　　体温恢复正常 3 天以上、呼吸道症状明显好转，肺部影像学显示炎症明显吸收，连续两次呼吸道病原核酸检测阴性（采样时间间隔至少 1 天），可解除隔离出院或根据病情转至相应科室治疗其他疾病。

15. 病人治愈后，会再次感染新型冠状病毒吗？

　　治愈病人的体内会产生针对新型冠状病毒的抗体，这些抗体会在体内存留一定时间，如果病毒不发生变异，短期内病人一般不会再次感染。

16. 治愈出院的病人应该注意什么？

◆ 遵医嘱，根据出院时医生和护士的要求继续用药等。

◆ 疫情期间尽量居家休息。

◆ 如需外出，应佩戴口罩。

◆ 勤洗手，保持手卫生。

四、科学营养提升抵抗力

1. 宅家吃饭营养搭配有哪些讲究?

除了保证营养平衡外，还要坚持锻炼，做到科学营养。

◆ 能量要充足，谷薯类食物要保证，每天应摄入 250 ～ 400 克，包括大米、面粉类、杂粮（如玉米、荞麦和薯类）等。

◆ 富含优质蛋白质类食物应充足，包括瘦肉类、鱼、虾、蛋等，每日保证 150 ～ 200 克，奶类（优选酸奶制品）、大豆类食物要多选，坚持每天吃一个鸡蛋，奶及奶制品 300 克，这样比平时多吃 20 克优质蛋白质，保证您的抵抗力。

◆ 多吃新鲜蔬菜和水果，蔬菜每天不少于 5 种，最好 500 克以上。其中一半为深色蔬果类。水果保证 200 ～ 350 克。新鲜蔬果及坚果等植物作物中富含 B 族维生素、维生素 C、维生素 E 等，具有较强的抗氧化、调节免疫作用。

◆ 油脂来源丰富，适量增加必需脂肪酸摄入。烹调用富含 n-9 单不饱和脂肪酸的植物油和硬果类多油性食品，如花生、核桃、开心果等。总脂肪供能比达到膳食总能量的 25% ～ 30%。

◆ 保证充足饮水量，每天 1500 ～ 2000 毫升，多次少量、有效饮水；可以饮温开水或淡茶水。饭前饭后饮用菜汤、鱼汤、鸡汤等也是不错的选择。

2. 哪些措施帮您提高免疫力?

◆ 多补新鲜的蔬菜、水果，除了丰富的膳食纤维帮助肠道更健康、免疫功能更强大以外，其富含的维生素 C、B 族维生素也是抗氧化的源泉。

◆ 每天睡眠时间不低于 7 小时。保持适量运动，尽量不参加集体活动，适当增加日照时间。主动运动时间不少于 30 分钟，是增加吸收代谢和体能的好办法。

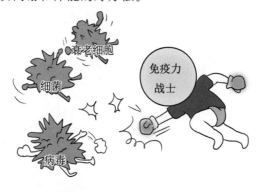

---

3. 人参、鹿茸、燕窝能否"抵抗"新型冠状病毒?

很多朋友认为人参、鹿茸、燕窝这些大补之物可以抵抗病毒的侵袭。实际上这些食材并非人人适用,而且短期内对"抵抗力"无法产生立竿见影的作用,吃得不合适还会吃出问题。增强抵抗力不应一蹴而就,而应循序渐进,要遵循科学指导,做好个人防护才能有效抵抗病毒。

---

4. 如何指导重型新型冠状病毒肺炎病人的营养治疗?

不幸罹患重型新型冠状病毒肺炎的病人常伴有食欲缺乏、进食不足,为此提出以下营养治疗原则。

◆ 流质食物更利于吞咽和消化。

◆ 少量多餐,每日 6 ～ 7 次的流质食物,以蛋、豆腐、奶制品、果汁、蔬菜汁、米粉等食材为主。每日增加至少 20 克蛋白质或补充乳清蛋白质粉。

◆ 如未能达到营养需求,可借助肠内营养制剂(特殊医学用途配方食品)来补充不足。

◆ 对于危重型新型冠状病毒肺炎病人无法正常经口进食,可放置鼻胃管或鼻空肠管,应用重力滴注或肠内营养输注泵泵入营养液。对于严重胃肠道功能障碍的病人,需采用肠外营养以保持基本营养需求。在早期阶段推荐允许性低热量方案，达到营养摄入量的 60% ～ 80%，病情减轻后再逐步补充能量及营养素达到全量。

◆ 在病情逐渐缓解的过程中可摄入半流质状态、易于咀嚼和消化的食物。少量多餐，每日 5 ～ 6 餐，补充足量优质蛋白质。随病情好转逐步向普通饮食过渡。

5. 妇幼人群在特殊时期的饮食应该注意哪些方面？

妇幼人群是特定人群，更是脆弱群体，婴幼儿免疫系统处于相对不成熟状态，孕产妇由于免疫系统承受自身和外在双重压力而成为新型冠状病毒感染的易感人群。营养是身体免疫功能的物质基础，良好营养能有效保障机体免疫功能发挥作用，尤其是对于生长发育状态的免疫系统尤为重要。

◆ 食物多样，实现平衡。每天应摄入谷薯类、蔬菜水果类、畜禽鱼蛋奶类、大豆坚果类等 12 种以上食物，每周 25 种以上。优先选择新鲜绿叶蔬菜、水果，其次是新鲜鱼虾肉类、新鲜乳品。

◆ 选好食材，备好料。优先考虑冷冻的猪瘦肉、牛肉或羊肉等红肉，以及冷冻的虾仁、海鱼等。不建议过多食用烟熏、腊制类的鱼、肉制品。少食用油炸的鱼、肉制品；储存鲜蛋供 2 周内食用；优先选择耐储存的根茎类蔬菜，如洋葱、绿色萝卜、胡萝卜、莴笋；乳类中孕产妇奶粉和婴幼儿配方奶粉都是营养素强化食品，在营养上比鲜奶更有优势。

◆ 确保食材品质和安全。食品安全不能放松，一定要查看生产日期和保质期。对于一些容易腐烂变质的食物，如蔬菜、水果等，在不能完全丢弃的情况下，要认真仔细分拣、剔除或切除。水分含量高的食材，要做好冷藏或冷冻保存。

◆ 注意日常生活中的饮食卫生。加强食物加工烹制过程卫生意识很重要，餐具、容器、砧板、刀具、用具一定要生熟用途分开，处理生熟食物之间要洗手，减少凉拌、生拌食物，餐具要彻底清洗和消毒。

◆ 营养补充剂。在条件受限不能获得多样化膳食以达到平衡膳食状态时，可以选择营养补充剂加以弥补。为维持机体健康状况和对病毒具有一定的抵抗能力，可以选择单一或复合营养素补充剂或配方奶粉给予补充。

6.老年慢性疾病病人应该吃什么？

疫情流行期间，老年人尤其是已经患有糖尿病、高血压、高血脂的三高人群，更应引起重视。首先强调一点，原本所有的针对慢性疾病的饮食习惯依然要坚持，不应被道听途说的"偏方"而扰动。比如,听说盐能杀毒就大口吃咸菜,听说酒精消毒,就顿顿喝"高",这些都是不可取的。更应该做到以下几点：

◆ 餐餐注意，吃动平衡，按时服药。居家期间活动量少，能量消耗少，为预防超重肥胖，可适当减少能量摄入。每餐做到按时服药。若有条件仍能每天坚持 30 分钟以上的中等强度规律运动，可适当增加饮食总能量的摄入。每天监测体重作为指标，防止吃多发胖。

◆ 关注谷薯类主食的调整，做到粗细搭配，包括粳米及各种粗杂粮、薯类、杂豆类等。根据年龄、性别、身高、体重及活动强度进行个体化量化选择吃多少。全天摄入量为150 ～ 300 克（生重）。

◆ 注重加强蛋白质营养，蛋白质的来源应包括动物蛋白和植物蛋白。很多老年人难以咀嚼肉类，可以选择更容易进食的奶类制品、鸡蛋、鱼虾，以及豆制品，如豆腐、豆腐皮、豆腐丝等。成年人每日鱼虾水产类摄入量为100 克,大豆25 ～ 35 克、奶类 300 毫升。

◆ 学会选择蔬菜和水果，每日选择摄入蔬菜 300 ～ 500克，水果 200 ～ 350 克。可以中餐或晚餐包括 150 克绿色叶菜，100 克其他颜色和种类的蔬菜，50 克新鲜的或水发的菌菇类，如蘑菇、香菇、金针菇、黑木耳等及海带、紫菜，烹饪方法宜清淡，少油少盐。

五、心理情绪调节

1. 如何看待手机上的信息？

不建议随时刷手机，建议关注官方机构发布的通知、新闻、信息、知识、指示。避免接收太多渠道、杂乱、重复的信息；避免自我强化危机感；避免自我暗示过度不安全感；避免整日被恐慌和抓狂情绪淹没。

2. 疫情期间怎样保持正常的工作生活秩序？

尊重你的生物钟，坚持在任何情况下，只要有条件即保持常态化生活规律，包括昼夜的作息、合理的饮食和营养结构、充足的睡眠、适量的运动锻炼等。充实又有规律的生活可以给人安全感。

3. 疫情期间该怎么放松？

工作、学习、家务和其他日常任务之余，可着意训练转移注意力和放松。可进行个人平日喜欢的、带来愉悦和放松感的、可以专心致志从事的室内休闲娱乐活动，但应减少不良应对行为，如吸烟、酗酒、赌博等。

4. 面对疫情和生活变化，如何面对负面情绪？

学习接纳自己的情绪，包括不批判、不责怪自我焦虑、害怕、恐惧、后悔等情绪，也试着识别自己在以上情绪支配下有思考过于局限、言语过于唠叨、要求过于苛刻、抱怨过于强烈等言行举止现象，更要想象和尝试着如何忍耐这些情绪，减少这些负性认知和行为。

5. 隔离期间，如何坚定信心？

自我鼓励和肯定，主动回忆和尽可能运用一切既往成功的应对了危机和困难的自己和（或）家人、朋友的经验，让自己坚定信心。

6. 疫情期间如何掌握人际关系？

跟亲朋、好友、信任的同事建立日常的通信联系，相互寻求和（或）提供交流、安慰、支持和彼此关心。同时注意不要把自己在压力状况下出现的负面情绪过度转移给他们，即避免向家人、朋友、同事等发泄强烈情绪，以免造成不良人际关系循环。

7. 如何克服疫情期间的恐惧心理？

做好内心恐惧与保持希望的平衡，了解适度的恐惧能让自己做好充分必要的防护，变坏事为好事；同时坚信自己和身边所有人都可以经受住当前的磨难和挑战，相信疫情在不久的将来终会过去。

8. 新型冠状病毒肺炎病人痊愈出院后如何进行下一步的自我管理？

新型冠状病毒肺炎病人痊愈出院后在生活、工作、心理等诸多方面都会存在较大的影响。因此，新发传染病的病人出院后需配合社区的随访，进行自我管理。出院 3 天内会有社区全科医生主动对病人进行电话随访，7 天内会进行一次入户面对面随访，7 天内每天关注病人的体温及身体康复状况和心理状况，之后会在 1 个月、3 个月、6 个月、1 年时间段内有社区人员各进行一次随访，并会按照新型冠状病毒肺炎痊愈后返社区随访记录表，记录每次随访内容。遵循社区的管控，进行自我管理。

六、工作场所防护

1.复工返岗时如何做好疫情防控？

用工单位应严格落实复工复产疫情防控要求，做好返岗员工登记报备并建立员工健康台账。做好办公场所、工区、集体宿舍、食堂、厕所及其他公共区域等管理工作，加强通风消毒、环境清理，为员工配备必要的个人防护用品。实行"进出检"制度，做好员工日常体温测量和健康监测。实施分区作业、分散错峰就餐，控制会议频次和规模，尽量减少人员聚集。鼓励具备条件的企事业单位采取错时上下班、弹性工作制或居家办公方式。单位应当设立隔离观察区域，员工出现可疑症状时应当及时隔离并报告和就诊，配合当地疾病预防控制部门做好病例报告、流行病学调查、相关区域封闭消毒等工作。员工应配合单位做好登记、隔离、测量体温等疫情防控工作，并加强个人防护。

2.上下班途中有哪些注意事项？

尽量少乘坐公共交通工具，建议步行、骑行或乘坐私家车上下班。如必须乘坐公共交通工具，要佩戴一次性使用医用口罩，途中尽量避免用手触摸车上物品，尽量避免用手接触口、眼、鼻，尽量与他人保持一定距离（有条件时至少 1 米），有条件时路上可打开车窗。

打喷嚏或咳嗽时，用纸巾遮住口鼻。

上班途中建议佩戴手套，一次性使用手套不可重复使用，其他重复使用手套需每天清洗消毒，可采用流通蒸汽或煮沸消毒 30 分钟，或先用 500 毫克 / 升的含氯消毒液浸泡 30 分钟，然后常规清洗即可。

3.进入办公场所前做好哪些准备？

进入办公楼前自觉接受体温检测，体温正常可入楼工作。有发热症状时请勿进入办公场所，要回家观察，根据身体情况及时报告和就诊。

4.在办公区域有哪些注意事项？

建议办公区域每日通风 3 次，每次 20 ~ 30 分钟，通风时注意保暖，在能够保证适宜室温的情况下可持续通风换气。人与人之间保持 1 米以上距离，多人办公时要佩戴一次性使用医用口罩。接待外来人员时双方均佩戴口罩。打喷嚏或咳嗽时用过的纸巾放入有盖的垃圾桶内，若当时没有纸巾可用手肘衣服遮住口鼻。勤洗手、多饮水，坚持在进食前、如厕后、打喷嚏或咳嗽用手捂后、手脏时规范洗手。办公区环境保持清洁。

5.召开会议应注意哪些事项？

疫情流行期间尽量不开会、少开会、开短会，可采用视频会议等形式开会。如必须开会，应保持会议室通风，参会人员要佩戴一次性使用医用口罩，进入会议室前洗手，开会人员间隔至少 1 米以上。尽量使用自己的水杯，外来人员使用瓶装水或一次性纸杯，共用水杯使用过后应及时消毒，可用消毒柜或沸水煮 15 分钟，消毒后用流动的水冲洗干净。会议室建议每日通风 3 次,每次 20 ~ 30 分钟,通风时注意保暖。会议结束后场地、家具采用含有效氯 50 ~ 500 毫克 / 升的含氯消毒剂进行喷洒或擦拭，也可采用有效的消毒湿巾进行擦拭。

6. 乘坐电梯有哪些注意事项?

疫情流行期间,尽量避免乘坐厢式电梯。如确需乘坐,要佩戴一次性使用医用口罩,尽量选择人少时乘坐,并与他人保持一定距离,尽量避免用手指直接接触按钮。如手指直接接触电梯按钮后,不要直接触碰口、眼、鼻,并及时洗手。厢式电梯的地面、侧壁应当保持清洁,每日消毒 2 次。电梯按钮、自动扶梯扶手等经常接触部位每日消毒应当不少于 3 次。

7. 员工食堂有哪些注意事项?

采取有效的分流措施,鼓励打包,分开就餐,避免聚集。餐厅保持空气流通,以清洁为主、预防性消毒为辅,每日消毒至少 1 次,餐桌、椅子使用后进行消毒,餐具用品须高温消毒。操作间保持清洁干燥,生食、熟食分开加工和存放,肉蛋类煮熟煮透。建议营养配餐,清淡适口。

8. 下班回家后有哪些注意事项?

下班回家后要及时用肥皂和流动水洗手,要按照规范洗手法洗手,时长不少于 20 秒。对手机和钥匙等下班途中触摸的用品可使用 75% 酒精擦拭消毒。

常用物品怎样消毒　　　衣服怎样消毒

(请扫二维码看视频)

9. 工作期间身体锻炼有哪些注意事项?

不要集中锻炼。建议个人可适当、适度活动,提高身体抵抗力。可做一些太极拳、八段锦等传统运动和健身操，也可以在座位区域做一些简便易行的运动。

10. 如何做好公共区域防护？

疫情流行期间，要保持公共区域空气流通、环境清洁，必要时对门厅、楼道、会议室、电梯、楼梯、卫生间等公共区域进行消毒，尽量使用喷雾消毒。受污染时，立即清洁消毒。每个区域使用的保洁用具要分开，避免混用。

11. 疫情期间乘坐救护车是否安全？

有好多人经常会问，救护车是不是刚刚转运发热病人，我们现在乘坐是否会被传染？答案当然是不会。院前转运与治疗大多数会使用一次性材料，救护车返回后会经过严格消毒再转运下一名病人。

每当有病人拨打 120，尤其是有发热症状或呼吸系统疾病的病人，调度人员会询问病人及其家庭成员是否去过疫区，是否有密切接触史，根据情况调派相应的车辆执行急救任务，如果是高度疑似病例，会尽可能使用负压救护车进行转运。医生接到出车指令后，也会打电话进一步确认病人病情及外出情况，以便根据病情做好相应防护；医护人员到达现场后，会先测体温，对病人做出初步判断。

12. 什么是负压救护车？

负压救护车就是利用技术手段，使救护车内气压低于外界大气压，空气只能由车外流向车内，而且负压还能使进入车内的空气经过滤和消杀设备处理后排出车外，避免细菌和病毒的扩散，避免医 - 患，患 - 患之间交叉感染。对于确诊病人以负压救护车转运，急救人员至少应采取二级防护措施，必要时采取三级防护措施。

13. 120 医护人员转运病人时如何防护？

日常急救医生会根据病人情况、风险级别穿戴相应等级的防护装备。如接触或可能接触新型冠状病毒肺炎病人和无症状感染者、污染物（包括血液、体液、分泌物、呕吐物和排泄物等）时，医护人员会按照至少二级以上防护标准穿戴防护装备。

标准防护（一般防护）：日常急救普通病人。工作服、医用外科口罩、严格执行手卫生。

一级防护：急救车出诊以发热和呼吸道相关症状为主诉的病人。工作时穿工作服、隔离衣，戴一次性工作帽、医用防护口罩和严格执行手卫生，必要时戴乳胶/丁腈手套。

二级防护：当转运新型冠状病毒肺炎疑似或确诊病人时就需要二级防护。需要穿工作服，戴医用防护口罩（KN95/N95以上级别材质制作）、一次性工作帽和手套（建议双层佩戴）、护目镜，穿医用防护服、鞋套、胶靴和靴套。

三级防护：当医护人员为确诊病人进行吸痰、气管插管等操作时，应在二级防护基础上加戴防护面罩或全面型呼吸防护器，在防护服外加穿防渗性隔离衣。

14. 救护车及设备是怎样消毒的？

◆ 急救车开窗自然通风换气；无窗的车辆开启排风扇；负压车保证负压装置运转良好。

◆ 关闭车门窗用紫外线照射 30 分钟消毒，照射消毒后打开门窗通风；用含氯消毒剂（注意消毒剂现配现用，消毒剂不得与清洗剂合用，物体表面需完全湿润）擦拭。

15. 每天都会有穿防护服的人进出小区，我们小区是有人感染了吗？

小区内有符合居家隔离的或有密切接触的病人，或者感染过新型冠状病毒肺炎治愈出院的病人，都需要社区医护人员进行上门的健康随访。对 14 天内与确诊病例或疑似病例密切接触者或出院痊愈的病人，都需要按照二级防护的标准进行防护，即佩戴 N95 口罩、一次性帽子、护目镜、手套，穿戴防护服、鞋套进行上门随访。所以不用恐慌，如果是确诊的病人，会有 120 专车运送至定点医院进行隔离治疗，不会行居家隔离治疗。

（鲁植艳　何玉麟　胡亚男　沙籽伶）

第 5 章 人禽流感防治

1. 人禽流感防治顺口溜

> 流感原存禽类间，
> 鸡瘟安致人传染？
> 常见四型有特征，
> CT 检查助诊断。

2. 什么是流感？

流行性感冒（influenza，简称流感）是由流感病毒引起的急性呼吸道传染病。流感起病突然，最常见畏寒、寒战，高热，体温可达 39～40℃，伴头痛、全身肌肉关节酸痛、极度乏力、食欲减退等全身症状，常有咽喉痛、干咳，可有鼻塞、流涕等。如无并发症，多于发病 3～4 天后症状好转，但咳嗽、体力恢复常需 1～2 周。轻症者如同普通感冒，症状轻，2～3 天可恢复。

3. 命名流感病毒的 H 和 N 是什么意思？

流感病毒可分为甲型（A 型）、乙型（B 型）、丙型（C 型）三型。流感病毒中的甲型可以引起人类流感的世界性大流行，乙型可能引起区域性流行，丙型只引起散发病例。

H 和 N 是构成甲型流感病毒的两种成分糖蛋白（蛋白质），分别代表血凝素（H）和神经氨酸酶（N）。H 又可分为 H1～H18 十八个不同的型别，N 又可分为 N1～N11 十一个不同的型别，这就像同胞兄弟姐妹长相一样，既相似又不同。不同的 H 和不同的 N 会组成一个个具有不同抗原性和致病性的流感病毒，专业术语称为流感病毒亚型。

4. 什么是禽流感?

禽流感是禽流行性感冒的简称，是由甲型流感病毒引起的禽类传染性疾病，容易在鸟类（尤其是鸡）之间引起流行，过去在民间称为鸡瘟。禽流感病毒可分为高致病性禽流感病毒、低致病性禽流感病毒和无致病性禽流感病毒。禽类特别是水禽是所有禽流感病毒的自然宿主。

5. 什么是人感染禽流感?

由于种属屏障，禽流感病毒只在偶然的情况可以感染人，人感染高致病性禽流感（human infection with highly pathogenic avian influenza）是人类感染 H9N2、H5N1 和 H7 亚型禽流感病毒中的某些毒株所引起的一种急性呼吸道传染病。其轻型病例仅表现为发热、咽痛、全身酸痛和乏力等流感样症状；重者可发展为肺炎、急性呼吸窘迫综合征，发生呼吸衰竭和多器官功能衰竭综合征，且病情逐渐加重，病死率较高。

6. 禽流感病毒的抵抗力如何?

禽流感病毒与其他流感病毒一样怕阳光、怕热，普通消毒剂很容易将其杀灭。通过加热（65℃ 30 分钟，100℃ 2 分钟）或普通消毒剂（福尔马林、碘复合物等）均可杀灭病毒；但对低温的抵抗力较强，在 4℃ 的水中可存活 1 个月或有甘油存在的情况下可保持活力 1 年以上。

7. 人是如何感染禽流感病毒的?

目前研究发现，人感染禽流感的传染源为携带病毒的禽类。

而传播途径仍需明确。研究认为，人感染 H5N1 亚型禽流感的主要途径是密切接触病死禽，高危行为包括宰杀、拔毛和加工被感染禽类。少数案例中，当儿童在散养家禽频繁出现的区域玩耍时，暴露于家禽的粪便也被认为是一种传染来源。目前研究的多数证据表明存在禽 - 人传播，可能存在环境（禽排泄物污染的环境）- 人传播，以及少数非持续的 H5N1 人与人之间传播。目前认为，H7N9 禽流感病人是通过直接接触禽类或其排泄物污染的物品、环境而感染。人感染 H7N9 禽流感病例仍处于散发状态，虽然出现了个别家庭聚集病例，但目前未发现该病毒具有持续的人与人之间传播能力。

8. 对人类有威胁的禽流感病毒主要有哪几种？

既往确认感染人的禽流感病毒有 H5N1、H9N2、H7N2、H7N3、H7N7、H5N2、H10N7 等。高致病性禽流感病毒目前只发现 H5 和 H7 两种亚型。

1997 年，在我国香港地区暴发由 H5N1 型导致的人感染高致病性禽流感，导致 18 人感染，6 人死亡，首次证实高致病性禽流感可以危及人的生命。

H7N9 既往仅在禽间发现，未发现过人的感染情况。2013 年 3 月底我国确诊了 3 例人感染 H7N9 禽流感病例，其中上海市 2 例（均死亡），安徽省 1 例。病例发病时间为 2 月下旬与 3 月中旬。这是全球首次发现的人感染 H7N9 禽流感病例。

9. 哪些禽流感首发在中国？

1997 年我国香港发生的一次家禽疫情中报道了人类感染高致病性甲型 H5N1 禽流感病毒的病例。H5N1 病毒可以致命，截至 2011 年有 350 人被确认死于这种病毒。

H7N9 型禽流感是全球首次发现的新亚型流感病毒，于 2013 年 3 月底在上海和安徽两地率先发现。

2013 年 12 月中国疾病预防控制中心证实，江西 73 岁女性因感染甲型 H10N8 禽流感死亡，这也是全球首次报道人感染 H10N8 禽流感病例，引起各方关注。

10. 什么是甲型 H5N1 流感病毒？

甲型 H5N1 流感病毒，即 A（H5N1）或 H5N1，也称为 H5N1 病毒、H5N1 禽流感，是甲型流感病毒的一个高致病性亚型。

甲型 H5N1 流感病毒起源于家禽和野生鸟类，可传染给人类。但此病毒有别于人类流感病毒，不容易在人与人之间传播。

11. H5N1 的传播途径是什么？

人类主要通过接触染病的禽鸟（活鸟或死鸟）或其粪便，或接触受污染的环境（如湿货街市和活家禽市场）而感染禽流感病毒。禽流感病毒在人类之间的传播能力十分低。不时有一些国家报道禽鸟暴发禽流感疫情，并偶尔出现人类感染个案。

传播途径主要有下列两种：通过生禽或其污染物直接传到人或通过中间宿主（如猪）传到人。

12. 哪些人容易感染 H5N1？

与活家禽有近距离接触的人士较易感染禽流感。

老年人、儿童及基础疾病病人一旦受感染，亦较容易出现并发症，如支气管炎、肺炎等。

13. H5N1 病例的主要临床特征有哪些？

人类感染甲型 H5N1 禽流感病毒，目前的数据表明潜伏期平均为 2～5 天，并可多达 17 天。许多病人感染甲型 H5 或甲型 H7N9 禽流感病毒后，其病程发展异常迅速。常见的初期症状为高热（体温 38℃或以上）和咳嗽。据报道，出现了累及下呼吸道的症状和体征，包括呼吸困难或气短。咽痛或鼻炎等上呼吸道症状较不常见。在有些病人的临床病程中也曾报道过腹泻、呕吐、腹痛、鼻出血或牙龈出血及胸痛等其他症状。感染的并发症包括低氧血症、多器官功能障碍及继发细菌和真菌感染。

14. 什么是 H7N9 疫情？

H7N9 疫情是由 H7N9 病毒引起的，自 2013 年我国华东地区首次发现人感染 H7N9 病例以来，每年都会在冬春季出现季节性流行。

H7N9 禽流感是一种新型禽流感，于 2013 年 3 月底在上海和安徽两地率先发现。H7N9 禽流感病毒是全球首次发现的新亚型流感病毒，被该病毒感染均在早期出现发热等症状，至 2013 年 4 月尚未证实此类病毒是否具有人传染人的特性。2013 年 4 月经调查，H7N9 禽流感病毒基因来自于东亚地区野鸟和中国上海、浙江、江苏鸡群的基因重配。病例分布于北京、上海、江苏、浙江、安徽、山东、河南、台湾、福建、广东等地。

15. H7N9 病例主要临床表现有哪些？

潜伏期一般为 7 天以内，也可长达 10 天。肺炎为主要临床表现，病人常出现发热、咳嗽、咳痰，可伴有头痛、肌肉酸痛、腹泻或呕吐等症状。

重型病人病情发展迅速，多在发病 3～7 天出现重型肺炎，体温大多持续在 39℃以上，出现呼吸困难，可伴有咳血痰。常快速进展为急性呼吸窘迫综合征、脓毒症休克和多器官功能障碍综合征。

少数病人可为轻症，仅表现为发热伴上呼吸道感染症状。

H7N9 病例早期发病无特异性表现，早诊早治困难，后期重症病例治疗效果差，病死率高，目前报道病例的总体病死率为 40% 左右。

16. H7N9 病毒通过什么途径传播？

导致人感染 H7N9 病毒的最重要的危险因素是直接或间接暴露于受感染活禽或带病毒禽类污染的环境。尚没有证据显示 H7N9 病毒能够通过妥善处理的禽类或禽蛋类传播给人类。此外，吃煮熟的食物也不会感染 H7N9 病毒。尚无证据表明 H7N9 病毒能持续地人传人。

17. 哪些人是 H7N9 病毒的高风险感染人群？

高风险感染人群以离退休人员、家务及待业人员、农村群众为主；中老年人居多；多数病例有基础性疾病；绝大多数病例发病前曾接触过活禽或到过有活禽售卖的市场。从事非规模化和非规范化家禽养殖、贩卖、宰杀等工作的人群，因暴露于带病毒禽类的机会更多，被感染的风险更高。

18. 有没有可以预防 H7N9 的疫苗？季节性流感疫苗可以预防 H7N9 吗？

目前尚无针对 H7N9 禽流感病毒的人用疫苗，但已启动疫苗研发准备工作。季节性流感疫苗并不能预防 H7N9 流感。

19. 如何才能降低 H7N9 重症病例和死亡病例出现？

抗病毒药物的使用，如磷酸奥司他韦（达菲），在发病后尽早使用效果最好。如医务人员综合病人的临床表现和可疑暴露史怀疑其感染 H7N9 病毒，应尽早使用抗病毒药物，无须等待病原学检测结果，以降低病人进展为重症的可能性。

20. 目前禽类还能不能吃?

鸡、鸭等禽类可以买,可以吃,但一定要吃得安全。

一是要注意尽量避免直接购买活禽、直接接触活禽和自行宰杀活禽。

二是一定不要从流动摊贩处购买活禽。

三是要提醒老年人群,特别是有基础性疾病和体质比较差的人,尽量避免或减少与活禽接触。

21. 吃煮熟的鸡肉会感染禽流感吗?

一般吃煮熟的鸡肉是不会感染禽流感的,但如果食用未经检疫或来自疫情暴发区的家禽,则不排除染病风险。禽流感病毒可以存在于禽肉、禽蛋及禽类粪便中,但是病毒通过 56℃ 加热 30 分钟,60℃ 加热 10 分钟,70℃ 加热数分钟,基本可以杀灭。禽肉煮熟煮透后,病毒可被杀死,如果未经煮熟煮透食用,病毒就可能进入人体。

因此,大家在烹调鸡肉时,一定要彻底煮熟,确保将病毒全部杀死。

另外,生活中预防禽流感还要注意:在选择鸡肉时应该选择具有免疫证照的,避免购买病鸡、死鸡。

22. 专家有哪些预防禽流感的建议?

◆ 尽量避免接触活禽,更不要接触病死禽,要做好个人防护。可选择购买冷鲜、冰鲜禽类产品。

◆ 做饭注意生熟分开,烧熟煮透。

◆ 如果出现发热、头痛、鼻塞、咳嗽、全身不适等症状,应佩戴口罩,尽快就诊,并主动告诉医生是否接触过禽类。

◆ 保持健康的生活方式。

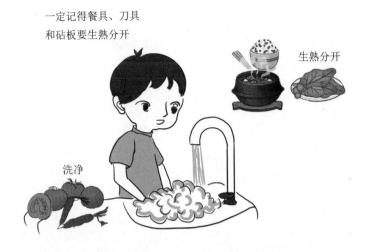

一定记得餐具、刀具
和砧板要生熟分开

生熟分开

洗净

23. 日常生活中如何预防感染 H7N9 禽流感?

◆ 日常生活中应尽量避免直接接触活禽类、鸟类或其粪便,尤其是病(死)禽;若曾接触,须尽快用肥皂及流动水洗手。儿童应避免直接接触家禽和野禽。如果发现病(死)禽、畜,不要自行处理,应报告有关部门。

◆ 不要购买活禽自行宰杀,不接触、不食用病(死)禽、畜肉,不购买无检疫证明的鲜、活、冻禽畜及其产品。生禽、畜肉和鸡蛋等一定要烧熟煮透。

◆ 注意饮食卫生,在食品加工、食用过程中,一定要做到生熟分开,避免交叉污染,处理生禽、畜肉的案板、刀具和容器等不能用于熟食;在加工处理生禽畜肉和蛋类后要彻底洗手。

◆ 健康的生活方式对预防本病非常重要。平时应加强体育锻炼,多休息,避免过度劳累;不吸烟,勤洗手,注意个人卫生,打喷嚏或咳嗽时掩住口鼻。

◆ 若有发热及呼吸道症状,应戴上口罩,尽快就诊,并切记要告诉医生发病前有无外出旅游或与禽类接触史。应在医生指导下进行正规治疗和用药。

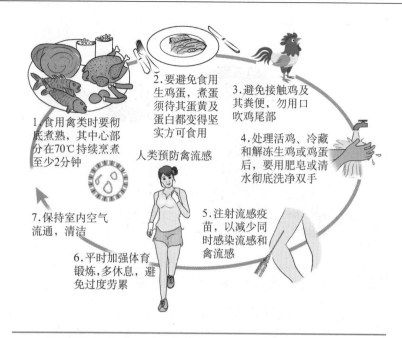

1.食用禽类时要彻底煮熟，其中心部分在70℃持续烹煮至少2分钟

2.要避免食用生鸡蛋，煮蛋须待其蛋黄及蛋白都变得坚实方可食用

3.避免接触鸡及其粪便，勿用口吹鸡尾部

4.处理活鸡、冷藏和解冻生鸡或鸡蛋后，要用肥皂或清水彻底洗净双手

人类预防禽流感

5.注射流感疫苗，以减少同时感染流感和禽流感

7.保持室内空气流通，清洁

6.平时加强体育锻炼，多休息，避免过度劳累

24.目前的治疗方法有哪些?

基因序列分析显示，该病毒对神经氨酸酶抑制剂类抗流感病毒药物敏感。根据其他型别流感抗病毒治疗的经验，发病后早期使用神经氨酸酶抑制剂类抗流感病毒药物可能是有效的，但对人类新发现的 H7N9 禽流感病毒感染的特异性治疗手段仍需观察研究。

25.目前我国主要通过什么途径发现人感染 H7N9 禽流感病例?

目前我国主要通过以下途径发现人感染 H7N9 禽流感病例：一是通过我国既往已经建立的覆盖全国各级各类医疗机构的不明原因肺炎监测体系，对监测到的所有符合人感染 H7N9 禽流感监测病例定义的病例采集相应标本，开展包括 H7N9 等相关实验室检测以诊断或排除 H7N9 感染病例；二是在发生人感染

H7N9 禽流感疫情的省份，已在常规流感样病例监测的检测项目中增加了 H7 核酸检测以发现可能的轻型或早期病例；其他省份，对于流感样监测病例常规监测中检测到的非季节性流感病毒，要进一步检测是否由 H7N9 新亚型病毒感染引起。

26. 公众感染 H7N9 禽流感病毒的风险大吗？

由于该病为新发传染病，人类对其认识有限。已有证据表明，人感染 H7N9 禽流感病毒来自禽类的可能性大，目前该病毒在我国禽类中的分布范围不明，尤其是禽类感染 H7N9 病毒不发病，未来一段时间内，随着监测工作的加强，新病例可能会不断出现，也可能在新的地区出现。

目前，仅在局部地区发现少数病例，病例发病后的密切接触者经医学观察未发现续发病例。尽管 H7N9 禽流感病毒具备比 H5N1 更容易从禽类传播到人的能力，尚未发现该病毒具有人际持续传播的能力，不同地区不同情况下，公众感染风险不同，但总体来说，公众感染该病毒的风险仍较低。

因尚存在不清楚或不确定的情况，公众感染风险需动态评估。

27. 医务人员感染 H7N9 禽流感病毒的风险大吗？

由于医务人员比普通公众接触患有感染性疾病病人的机会更多，建议医务人员在诊治病人过程中采取必要的防护措施。在接诊疑似或确诊 H7N9 禽流感病例时，应采取标准预防加飞沫传播预防和接触预防。

28. 哪些人需要特殊防护？有何具体要求？

与家禽密切接触的工作人员，包括从事养殖、分拣、运送、销售、宰杀、免疫接种工作和病、死禽处理等的人员，以及对有关场所进行终末消毒的专业人员需要特殊防护。

特殊防护的要求是穿普通工作服，外罩一层防护服（隔离衣），戴防护口罩、医用一次性乳胶手套，穿长筒靴或可消毒的保护性脚套。注意洗手，减少感染发病机会。

29. H7N9 禽流感病毒会造成流感大流行吗？

任何源自动物的流感病毒若能感染人类，如果病毒具备有效的人传人的能力，理论上都有可能造成流感大流行。目前尚无证据表明 H7N9 禽流感病毒具备持续人传人的能力，仍存在不确定性，是否会造成大流行仍然需要继续加强病毒监测、疫情监测，动态评估风险。

30. 什么是 H10N8？

2013 年 12 月 17 日，江西省卫生和计划生育委员会应急办紧急发布了一个通报，内容是南昌市通过监测，在 1 例病例标本中检测出甲型流感病毒，经中国疾病预防控制中心进一步检测确定为 H10N8 禽流感病毒。

从目前掌握的情况来看，H10N8 和 H5N1、H7N9 病毒一样，宿主主要是鸡、鸭等禽类动物。禽类经粪便释放病毒，通过直接传播或候鸟的南北迁徙将病毒进一步散播开来，感染其他禽类和哺乳动物。

31. H10N8 是新病毒吗？

H10N8 并不是一种新的病毒，它只是禽流感的一种亚型。禽流感本身就存在着上百种的亚型，现在随着检测手段的不断发展，这些亚型被不断地检测出来。

据了解，2007 年，我国首次在洞庭湖发现了 H10N8 禽流感病毒。中国科学院武汉病毒研究所的陈则及其团队对洞庭湖湿地内水体、候鸟粪便和家禽中的禽流感病毒进行了调查，从洞庭湖水体样本中分离到一株甲型禽流感病毒 H10N8。

32. H10N8 会人传人吗?

　　专家指出，目前尚无证据表明这种新型禽流感病毒可在人际传播，但对该病毒导致禽流感流行的可能性不可低估，有必要加强监控防范。

（鲁植艳　何玉麟　沙籽伶）

第6章 艾滋病防治

1. 艾滋病预防顺口溜

> 艾滋病毒可传染，携毒病人传染源；
> 艾滋病毒为病原，首次发现八一年；
> 传染方式只有三，血液母婴和性乱；
> 普遍人群都易感，潜伏期长难发现；
> 行为不检爱性滥，高危男性同性恋；
> 静脉吸毒与输血，性血母婴皆可传；
> 预防黄毒是关键，洁身自好保平安；
> 及时发现早治疗，莫要拖到百病缠；
> 血液传播可控制，母婴阻断效果强；
> 国家政策免费治，和谐社会耀中华。

2. 什么是艾滋病?

艾滋病又称为获得性免疫缺陷综合征（acquired immuno-deficiency syndrome，AIDS），是由于感染人类免疫缺陷病毒（human immunodeficiency virus，HIV）而引起的严重免疫缺陷性传染病。HIV 也称为艾滋病病毒，是一种攻击人类免疫系统的病毒；它包括 HIV-1 和 HIV-2 两个亚型，其中 HIV-1 型病毒的感染占主导地位，呈世界性分布，约 95% 的艾滋病病人由 HIV-1 型引起；HIV-2 型仅在非洲西部和欧洲的非洲移民及其性伴中发生，致病能力较弱。HIV 通过感染破坏机体的免疫细胞而引起细胞免疫严重缺陷，导致机体发生机会性感染、恶性肿瘤和神经系统疾病的概率大大提高。简单地说，人体首先被HIV感染，病毒在体内复制、增殖，并不断攻击、侵蚀人体的免疫系统，最终导致了艾滋病发病及相关感染等疾病的发生。

3. HIV 感染的临床表现及分期有哪些？

从感染HIV到最终发展为艾滋病是一个较为漫长复杂的过程，在这一过程的不同阶段其临床表现也是多种多样的。根据感染后临床表现及症状、体征，临床将HIV感染的整个过程分为四期：急性期、潜伏期、艾滋病前期和艾滋病期，不是每个感染者都会出现四期表现，四个时期出现的临床表现也不同。

◆ 急性期：通常发生在初次感染HIV后2～4周，多数病人无明显症状或仅表现为以发热为主伴全身不适、头痛、呕吐、腹泻、淋巴结肿大及神经系统症状等，大多持续1～3周后缓解。

◆ 潜伏期：为急性期恢复后无任何临床表现的阶段，持续时间一般为6～8年。此期HIV在感染者体内不断复制，病人通常无症状或仅有轻微感染，但一般不易引起重视，潜伏期免疫系统逐渐衰竭受损。

◆ 艾滋病前期：出现ADIS相关综合征，表现为发热、盗汗、消瘦、腹泻和全身淋巴结肿大等，免疫功能极度衰退。

◆ 艾滋病期：感染HIV后的最终阶段，此期具有以下基本特点，血液中病毒载量急剧上升，导致机体严重细胞免疫缺陷，病人出现广泛机会性感染、肿瘤、恶病质、肾衰竭及中枢神经系统变性等并发症。机会性感染是AIDS病人死亡的主要原因。

4. 艾滋病在我国的流行及发病情况如何？

自1981年在美国发现首例艾滋病病人以来，目前已有200多个国家和地区受到艾滋病的严重威胁，造成接近4000万人因感染HIV及相关并发症而死亡。我国于1985年发现首例艾滋病病人，截至 2018 年 9 月底，我国报道存活 HIV 感染者及艾滋病病人约 85 万例，报道死亡约 26 万例。中国艾滋病的流行趋势现在已从 1985 ~ 1988 年的散发期、1989 ~ 1994 年的局部流行期转变为广泛流行期（1995 年至今）。

我国的艾滋病疫情处于总体低流行、特定人群和局部地区高流行的态势。虽然与其他国家相比，我国艾滋病疫情总体处于低流行水平，但每年新发感染数目仍居高不下（2014 年约 4.5 万例、2016 年约 5.4 万例、2018 年约 8 万例）。病毒感染人体后会缓慢破坏机体的免疫系统，而且具有隐蔽传染性和致死性，因此严重威胁国民健康。

5. 为什么艾滋病严重威胁人类健康？

HIV 感染后，一般不会马上致病，艾滋病潜伏期为 2 ~ 8 年。病情发展到艾滋病期之前，人类甚至可能没有任何症状地生活和工作，具有极其隐蔽的传染性。而且人体的免疫系统不能完全清除病毒，这就导致 HIV 在人体内可以"疯狂"复制。这种隐蔽的传染性和漫长的潜伏期可能会危及每一个人的健康，没有人可以对艾滋病病毒免疫，所有人都是易感人群。到目前为止并没有有效的疫苗可以防治艾滋病。

6. 艾滋病病毒的感染途径有哪几种？

艾滋病病毒的感染途径主要是性传播、血液传播、母婴垂直传播。目前主要传播途径为性传播。经过国家多年的努力，因输血造成的艾滋病病毒传播途径基本被阻断。母婴传播途径也得到有效控制，艾滋病病毒的母婴传播率由 2012 年的 7.1%下降至 2017 年的 4.9%，处于历史最低水平。

7. 目前我国艾滋病病毒的主要传播方式是什么？

在我国艾滋病病毒的主要传播途径已由最开始的血液传播

转变为性传播。据国家统计局及疾病预防控制中心数据显示，2017 年报道感染者中经异性性传播占比为 69.6%，而男性同性性传播占 25.5%。

8. 被有可能污染 HIV 的利器刺伤后，要如何自救？

不论是被污染 HIV 的利器刺伤，还是在发生了高危的性行为之后，均应立即到当地疾病预防控制中心或传染病医院就诊，尽早服用"HIV 阻断药"。阻断药的效果非常显著，其在 72 小时内都可以服用，如果是暴露后的 2 小时内服用效果最佳。

我国的现有政策是，对感染艾滋病病毒的孕妇和职业暴露人群（如接触艾滋病病人的警察和医务人员）免费提供 HIV 阻断药。如果是非职业暴露，须自费购买阻断药物，一个周期的药物需要花费 2000 ~ 6000 元。另外，阻断药物对人体造成的副作用也很明显，包括恶心、头晕、腹痛、乏力等，并且阻断失败的可能性仍然是客观存在的。因此，阻断药只能作为事后补救的手段，而决非放纵自己的理由。

9. 怎样才能确诊感染了艾滋病？

首先需要确诊是否感染了 HIV，HIV 感染最初 2 ~ 6 周目前是没有办法检测出来的。所以应该分别在第 1、3、6 个月时，到医院抽血检测 HIV 抗体，查看有无 HIV 感染。在我国，各级疾病预防控制中心和指定医疗机构的 HIV 咨询及抗体初筛都是免费的。如果确诊 HIV 感染，可以在户籍所在地登记并进行免费的抗病毒治疗。

在确诊 HIV 感染的前提下，如果出现机会性感染、恶性肿瘤和神经系统疾病等并发症，即可诊断为艾滋病；如果实验室检测中 CD4$^+$T 淋巴细胞数 < 200 个 /μl，也可直接诊断为艾滋病。

10.艾滋病常见并发症及临床表现有哪些？

HIV 感染后细胞免疫系统缺陷和中枢神经系统的直接感染是艾滋病易发多种并发症的病因。其主要体现在呼吸系统和神经系统损害。

◆ 耶氏肺孢子菌肺炎：是艾滋病病人首要的发病和死亡原因，其为酵母样真菌耶氏肺孢子菌引起的肺部机遇性感染。起病缓慢，临床表现呈非特异性，如发热、干咳、进行性呼吸困难，严重者发展为呼吸衰竭。该病的特点是体征与疾病的严重程度不成正比。

◆ 肺隐球菌病：是艾滋病常见和严重的肺部并发症之一。在 HIV 感染者中，肺隐球菌病是仅次于肺曲霉病的肺部真菌感染。临床表现主要为低热、咳嗽、咳痰，伴有胸痛、乏力、体重下降等症状。若合并中枢神经系统感染，可出现发热、头痛、意识障碍等。

◆ 新型隐球菌脑膜脑炎：简称隐脑，是艾滋病最常见的神经系统真菌感染，居机遇性感染的第二位，由新型隐球菌感染脑膜和脑实质所致。临床常呈急性或慢性起病，主要表现为头痛、发热等，头痛常呈进行性加重，严重者可有意识障碍、昏迷、偏瘫等。

◆ 弓形虫脑炎：是艾滋病病人中枢神经系统损害常见的并发症之一，也是导致艾滋病病人死亡的常见原因。该病是由弓形虫感染引起的局灶性或弥漫性坏死性炎症。临床表现主要为头痛、发热、意识障碍、偏瘫、脑神经损伤等。

◆ HIV 脑炎：又称为 HIV 脑病或艾滋病相关痴呆，是 HIV 感染引起的中枢神经系统损害，主要是导致病人的行为、认知、记忆和运动能力减退的综合征。临床表现主要为头痛、头晕、肢体抽搐或癫痫发作、语言和运动障碍、记忆力减退、反应迟钝及进行性痴呆。

◆ 颅内淋巴瘤：艾滋病相关颅内淋巴瘤是 HIV 感染的晚期

表现，是艾滋病的定义性肿瘤，中枢神经系统最常受累，其中60%以上为原发性淋巴瘤。临床表现常与肿瘤所在的位置有关，主要有头痛、呕吐、视神经盘水肿和感觉减退等。

◆ 肺卡波西肉瘤：卡波西肉瘤又称为多发性出血性肉瘤，是一种起源于血管内皮细胞的全身多发性肿瘤。其可见于 HIV 感染的任何阶段，常发生在 CD4$^+$T 淋巴细胞计数较低时，也是艾滋病的定义性肿瘤，肺卡波西肉瘤的症状与肿瘤的发生部位有关，当累及气管和主支气管时可引起管腔狭窄；纵隔肿瘤压迫和阻塞淋巴管可引起肺水肿或大量胸腔积液，导致呼吸衰竭甚至死亡；累及声带可造成声音嘶哑。

11. 艾滋病可以被治愈吗？

迄今尚无有效疫苗预防 HIV 感染，也没有根治艾滋病的方法，已开发若干有效抗病毒药物用于控制 HIV 感染。可以使用药物多环节抑制病毒复制，减缓免疫系统遭受 HIV 的攻击，阻止艾滋病的进程。

现阶段针对 HIV 感染者的治疗目标包括最大限度和持久地降低病毒载量；帮助机体免疫功能重建和维持免疫功能；降低艾滋病病毒相关的发病率和死亡率；提高病人的生活质量。

实际上，自 1981 年第一例 HIV 感染者被确诊的近 40 年，人们对 HIV 的治疗研究就从来没有停止过，同时也取得了很显著的进展。现在，国际上对于 AIDS 的界定早已经不是所谓的绝症，因为联合抗病毒治疗的成功运用，HIV 感染已经转变为完全可控、可治疗的一类疾病，只要合理用药、坚持治疗，HIV 感染者的预期寿命也可以达到和普通人群相似的水平。

12. 若 HIV 携带者身体没有不适，是否可以不用治疗？

HIV 具有极度的隐蔽传染性，HIV 感染的无症状期间虽然身体没有任何不适，但 HIV 依旧在体内源源不断地攻击着机体的免疫系统。如果确诊 HIV 感染，应该尽量在免疫力还没被摧毁前尽早接受治疗，按照医生的治疗方案，保持终身服药，持续将体内的病毒量控制在检测水平以下。

13. 我国艾滋病的治疗现状如何？

目前我国在临床上治疗 HIV/AIDS 广泛使用高效抗反转录病毒疗法（HAART），也俗称为鸡尾酒疗法，其采用 2 种或 3 种反转录酶抑制剂及至少 1 种蛋白酶抑制剂进行联合治疗，这是目前临床上最行之有效的感染早期抗 HIV/AIDS 治疗方案，可使血浆病毒量减少至极低水平。

有数据表明，自鸡尾酒疗法在 1996 年提出并开始运用于临床起，美国诊断和死于艾滋病的人数在 1997 年快速下降了近 50%，1998 年继续下降 20%，美国每年死于艾滋病的人数从 1995 年的超过 51 000 人迅速下将至 2002 年的不到 16 000 人。

国家卫生健康委员会根据世界卫生组织最新发布的有关技术标准不断地进行用药调整：对于所有艾滋病病毒感染者、病人均建议实施抗病毒治疗，主要得益于国家免费治疗的开展，只要感染者愿意，都能到指定的医院接受免费抗病毒治疗。随着抗病毒治疗在我国的广泛开展，多个艾滋病防治示范基地在全国成立，一批有一定水平的艾滋病防治队伍已经建立。

14. 如何预防艾滋病？

◆ 要加强宣传艾滋病的预防知识与道德教育。

◆ 避免与 HIV 感染者、艾滋病病人及高危人群发生性接触。

◆ 禁止与静脉吸毒者共用注射器针头。

◆ 使用血液制品应进行 HIV 的筛检。

15. 为什么没有防治艾滋病的疫苗可用？

迄今尚未研制成功有效的 HIV 疫苗。现代预防性疫苗的主要作用原理是通过接种疫苗预先诱生中和性抗体达到预防目的，而 HIV 易发生基因突变，疫苗抗原难以确认，且候选疫苗从研制到临床试验需时甚长，其间高变异 HIV 的抗原性可能发生巨大改变，同一疫苗对不同感染者体内的病毒无法产生相似保护作用。HIV 感染的致死性及缺乏合适的动物模型也都是 HIV/AIDS 疫苗研发的瓶颈。

16. 通过基因编辑可预防艾滋病吗？

据报道，2018 年 11 月，深圳南方科技大学某教授称他已促成全世界首例基因编辑防艾滋病的婴儿诞生，将医疗行业推向舆论风口。人类进化的过程也是基因不断编辑的过程，但是编辑基因的不是人，而是自然这把剪刀，自然选择在基因突变中通过基因筛选和编辑的作用决定了进化的方向，所以此次基因编辑不仅导致伦理问题丛生，更可能危及人类未来，对人类群体的潜在风险和危害是不可估量的。而且基因编辑存在许多不确定性，如不确定性的遗传物质改造，就不可避免地会将外来基因混入人类的基因池，将会带来什么样的影响，没有人能预知。总体来说，通过基因编辑预防艾滋病并不可取。

17. 艾滋病病毒会不会遗传？

艾滋病病毒感染途径主要包括性传播、血液传播、母婴垂直传播，因此如果婴儿的父亲为艾滋病病毒携带者，而母亲没有的话，那么所生的孩子是不会感染艾滋病的。如果母亲也为艾滋病病毒携带者，那么孩子有可能会感染。

母婴之间主要通过三个环节进行 HIV 的传播感染，即孕妇宫内感染、生产过程感染与母乳感染。一般来说，宫内感染的概率占 15% ~ 20%；生产时感染的概率约占 40%，因为孕妇的羊水和血液中有 HIV，处理不好婴儿容易感染；母乳喂养感染的概率约占 40%。

只要艾滋病感染者接受正规的母婴阻断治疗就可以避免艾滋病母婴传播，生一个健康的宝宝不是难事。

18. 能否阻断母婴之间的传播？

只要遵医嘱，按时吃阻断药物，即使是患有艾滋病的母亲，仍然有极大概率是可以产下健康宝宝的。

其方法包括孕妇在妊娠期间服用抗病毒药物，提高免疫细胞数量以降低宫内感染的概率，宝宝在出生后即时喂服免疫制剂和避免母乳喂养等措施。

值得注意的是，这些方法联合运用可以大大降低婴儿的感染概率，但仍有约 2% 的感染可能。

19. 艾滋病病毒的特点有哪些？

◆ 艾滋病病毒广泛存在于感染者血液、精液、阴道分泌物、脑脊液、乳汁及神经组织液中，其中感染者血液、精液及阴道分泌物浓度较高。

◆ 艾滋病病毒的基因组比已知任何一种病毒基因组都复杂。

◆ 其主要攻击人体的辅助 T 淋巴细胞系统，一旦侵入机体细胞，病毒将会和细胞整合在一起，终身难以消除。

◆ 其在外界环境中的抵抗力较弱，对乙型肝炎病毒有效的消毒方法对艾滋病病毒也都有效。

20. 艾滋病的疫情是否在快速增长？

中国疾病预防控制中心流行病学首席专家、研究员吴尊友解释称，过去五年的数据显示每年新诊断发现的感染者人数在增加，与此同时每年存活的感染者人数也在增加，数据的变化有多重原因。

第一是扩大检测。由于艾滋病感染者没有症状，不检查、不诊断就发现不了。目前检测人次数从 1 亿增加到了 2 亿，所以扩大检测人次数是发现感染者的最主要的原因。

第二是由于扩大治疗。更多的感染者获得治疗以后，病人死亡数量在下降，存活时间在延长，使得感染的人数在增加。

第三是每年有一定数量的新感染者存在，还有约30%的感染者没有被发现，这些没有被发现的感染者还在社会上继续传播。

吴尊友还强调，每年新发现的感染者除以每年的检测人数称为检测阳性率，这个检测阳性率呈现的是下降的趋势，从2008 年的 12.5/10 000 下降到 2017 年的 6.8/10 000，而全人群感染率约为 9/10 000，中国还是处于低流行的水平。

21. 艾滋病防治取得了哪些进展？

◆ 输血传播基本阻断，实施临床用血艾滋病病毒核酸检测全覆盖，经输血及使用血液制品传播病例接近零报告。

◆ 经注射吸毒传播得到有效控制，落实戒毒药物维持治疗和清洁针具交换等防控措施，2017 年报道经注射吸毒感染者较2012 年下降 44.5%，戒毒药物维持治疗在治人员艾滋病新发感染率从 2012 年的 0.2% 下降到 2017 年的 0.03%。

◆ 母婴传播得到有效控制，全面实施预防艾滋病母婴传播工作全覆盖，艾滋病母婴传播率从 2012 年的 7.1% 下降至2017 年的 4.9%，处于历史最低水平。

◆ 感染者检测发现力度不断加大，实施扩大检测策略，检测人次数从 2012 年的 1.0 亿上升到 2017 年的 2.0 亿。

◆ 抗病毒治疗工作取得明显成效，接受抗病毒治疗人数从2012 年的 17.1 万人增加到 2017 年的 61.0 万人，2017 年治疗覆盖率为 80.4%，治疗成功率维持在 90% 以上。

◆ 抗击艾滋病的社会环境不断改善。建立专项基金支持社会组织深入开展防治艾滋病工作，社会团体、公众人物、志愿者和企业等社会力量的参与进一步提升，社会歧视不断减少。

22. 艾滋病防治有哪些知识要点？

◆ 艾滋病是一种危害严重的传染病，病死率高，尚不可治愈。艾滋病需要终身服药治疗，给家庭和个人造成沉重负担。

◆ 艾滋病通过含有艾滋病病毒的血液和体液（精液、阴道分泌物等）传播，蚊虫叮咬、共用学习用品、共同进餐、握手、拥抱等日常接触不会传播。

◆ 性行为前使用冰毒等新型合成毒品、Rush 等助性剂及醉酒会增加经性途径感染艾滋病病毒的风险。

◆ 感染了性病可增加感染艾滋病病毒的风险，感染性病后必须及时到正规医疗机构诊治。

◆ 目前还没有有效疫苗可以预防艾滋病，拒绝毒品、自尊自爱、遵守性道德、培养积极向上的生活方式是预防艾滋病的根本措施。

◆ 学习掌握性健康知识，提高自我保护意识与技能，坚持每次正确使用安全套，可有效预防艾滋病、性病的感染。

◆ 不能通过外表判断一个人是否感染了艾滋病病毒，如需了解感染状况，应该到疾病预防控制中心、医院等机构进行检测。

23. 一般的生活接触会不会传染艾滋病呢？

一般的生活接触是不会感染艾滋病的。下面这些行为都不会传播艾滋病病毒。

◆ 与艾滋病病毒感染者握手、拥抱、抚摸。

◆ 与艾滋病病毒感染者共同进餐、谈话及一起居住。

◆ 与艾滋病病毒感染者一起使用公共设施，如厕所、游泳池、公共浴池、电话机、公共汽车。

◆ 艾滋病病毒感染者咳嗽、打喷嚏。

24. 艾滋病可以通过蚊虫叮咬传播吗？

艾滋病病毒不能在蚊虫体内生存，不能通过蚊虫叮咬传播。

25. 艾滋病的传播与什么有关，如何预防？

首先要了解各种方式的传播感染概率，具体如下：

感染途径	概率
血液传播	92.5%
共用针头注射毒品	0.63%
共用针头皮下注射	0.23%
性传播	0.04% ～ 1.38%

由此可见艾滋病病毒的传播主要与人类的社会行为有关，完全可以通过规范人们的社会行为而切断其传播途径，是完全能够预防的。

26. 为什么艾滋病病人的免疫系统容易受损？

HIV 进入到人体后，专门负责对外来病原体免疫的一群淋巴细胞会受到主要攻击，HIV 可以通过病毒表面分子与淋巴细胞表面受体结合，将病毒核酸注入免疫细胞内并插入到其DNA 中。这样一来，HIV 既可以长期潜伏在免疫细胞中，又能利用免疫细胞的养分大量繁殖，不断地释放出病毒然后再入侵其他正常的免疫细胞，因而导致人体免疫功能受损，以至于后期人体的免疫系统无法发挥清除病毒的作用，甚至完全丧失了免疫力。这时，免疫系统就无法发挥清除病毒的作用，极易发生各种并发症而进展成为艾滋病病人。

27. 目前世界上有没有被成功治愈的艾滋病案例？

目前，世界上公认的有 2 例艾滋病病人被成功治愈的案例，分别被大家称为"柏林病人"和"伦敦病人"。其大体治疗方法是将来自捐赠者的具有艾滋病病毒抗性基因的骨髓干细胞移植到艾滋病病人体内，使艾滋病病毒找不到可攻击的免疫细胞进行基因融合，进而就没法利用细胞的养分进行生存和繁殖，经过长期跟踪监测，这2例病人体内检测不到艾滋病病毒的存在。

这两个案例对艾滋病治疗具有里程碑式的意义。但客观地讲，这种疗法基本上不具有推广性和普适性。原因在于两个案例成功的必要条件太多，极具偶然性。2020年3月11日，清华大学艾滋病综合研究中心主任张林琦在接受记者采访时表示，携带艾滋病病毒抗性基因突变的人群数量极少，骨髓配型也是一道难关。

28. 什么是"鸡尾酒疗法"？

前期人们对于艾滋病的治疗常局限于用某一种药物来治疗，华裔科学家何大一提出将3～4种药物混合用于治疗艾滋病，因效果显著，立刻轰动了整个医学界，被各国医疗机构广泛采用。其用特殊的方法混合均匀，故称为"鸡尾酒疗法"。

目前，中国实现了所有的艾滋病病毒携带者及病人的艾滋病"鸡尾酒疗法"用药免费治疗。所以，只要查出感染HIV且达到国家规定的用药标准，可向当地的疾病预防控制中心或者医院提出用药申请。

（付志浩　许传军　蒋学美）

第7章 结核病防治

1. 结核病防治顺口溜

> 结核防治很久远，病死首位解放前；
> 防痨三级中国建，接种卡介成效显。
> 结核大多肺病变，病人咯血且排痰；
> 结核杆菌痰传播，阴阳查痰是关键。

2. 为什么说结核病是重大传染病？

说起全球头号传染病杀手，你可能会列出艾滋病、流感、乙型肝炎等。其实，这些都不是，而是结核病。作为世界十大致死疾病之一，全球每年有 1000 万新结核病病人，约每 24 秒就可能有一个人因结核病而死亡。结核病是艾滋病病毒感染者的主要死因，也是引起抗生素耐药相关死亡的主因。结核病又称为痨病，由结核分枝杆菌引起，主要侵害人体肺部，发生肺结核 (tuberculosis, TB)。

肺结核在我国法定报告甲乙类传染病中发病和死亡数居第 2 位。

得了肺结核如发现不及时，治疗不彻底，会对健康造成严重危害，甚至可引起呼吸衰竭和死亡，给病人和家庭带来沉重的经济负担。

全球有约 1/4 的人口感染了结核分枝杆菌，面临进一步发展为结核病的风险。

我国约有 3.6 亿人感染结核分枝杆菌，其中有 5% ～ 10%的潜伏感染者会在一生中发生结核病，而且这些新发病例还会进一步传播疫情，产生更多的新发感染，给国家造成更严重的社会经济负担。

3. 肺结核是如何传染的？

结核分枝杆菌主要经呼吸道传播。传染性肺结核病人的肺部病灶内有很多结核分枝杆菌，当人们大声说话、咳嗽或打喷嚏时，就会有大量的结核分枝杆菌从呼吸道播散出来，附着在空气的飞沫里，并长时间悬浮在空气中。如果健康人吸进去了这些含有结核分枝杆菌的飞沫就有可能受到结核分枝杆菌的感染，并在肺部形成病灶。因此，结核病的传染性与病人的病情、排菌量、咳嗽的频率、居住房子的通风情况及接触者的密切程度和抵抗力有关。随地吐痰最直接污染了生活的环境，是传播呼吸道疾病的元凶。这是一种恶习。但是不随地吐痰，并不等于把痰咽进肚里，因为痰里含有大量细菌和毒物。有了痰，必须吐入卫生纸里并丢入垃圾箱，也可以吐入专用的手帕里，进行清洗、消毒后再用，以减少痰的污染。另外还有消化道传染，因为除了人以外，牛也会得结核病，如果母牛得了结核病，那么它产的奶里也会带有结核分枝杆菌，人如果喝了有病菌的牛奶就会感染上结核病，所以建议大家在饮用牛奶时一定要煮开了再喝。

4. 没有任何症状也可能是肺结核吗？

肺结核的常见临床症状不仅包括全身症状，如发热、盗汗、消瘦、乏力、食欲缺乏、失眠、月经不调甚至闭经等，还包括呼吸道症状，如咳嗽、咳痰、咯血、胸痛、呼吸困难等。但也有部分肺结核病人无非常特异性的临床表现，如有些病人在疾病的早期没有任何症状；有些病人没有任何症状，仅在体检时发现；有些病人不知道肺结核症状，在出现咳嗽、咳痰后认为是普通感冒，过段时间身体自己会好起来，没有及时就医；有些病人处于免疫抑制状态，临床表现很不典型，起病和临床经过隐匿；有些病人临床症状被原发疾病所掩盖，易误诊。以上均显示大众对肺结核可疑症状知晓率低，在很大程度上造成肺结核的就诊延误，难以发现和管理肺结核病人。这里强调指出提高认识肺结核的危险性，了解肺结核症状、传染性及传播途径可促进人群改变肺结核防治的不正确行为，形成正确的防治行为。

5. 什么是耐药肺结核？

所谓耐药肺结核是相对于非耐药结核而言，是指结核病病人感染的结核分枝杆菌被体外试验证实对 1 种或多种抗结核药物耐药的现象。从耐药发生率的角度来说，中国的耐药发生率在全球平均水平之上，疫情比较严重，需要引起医患双方的重视。耐药肺结核出现的原因较多，其中由于初始治疗失败将导致已使用过的药物耐药率明显升高，因此需要避免不规范治疗。

◆ 治疗方案不规范：部分病人确诊或者疑诊肺结核后，并不选择专业的医院就诊，其医生也可能会在过时甚至错误的治疗方针下制订不合理的治疗方案。

◆ 治疗疗程不规范：肺结核的治疗是一个长期过程，其停药需要在专科医生的指导下完成，部分病人由于病情好转、不良反应、经济困难或交通不便等原因随意停药。判断结核病病人是否耐药，需要通过实验室药物敏感试验证实，对于治疗效果不佳的病人，需要及时就医明确是否为耐药肺结核并在专科医生的指导下调整治疗，避免随意停药调药。

6. 痰内查不到结核菌会传染吗？

没有经过治疗的确诊肺结核患者的痰中没有结核分枝杆

菌，就没有传染性。这是不正确的。这部分病人的痰中仍可能有活的结核分枝杆菌。在100名结核病病人中有30～40名病人经痰找结核分枝杆菌或结核分枝杆菌培养检查呈阳性，仍有60%～70%的结核病病人痰菌检查呈阴性。并不是这部分病人不传染，实际上他们仍有可能从痰中向外排放结核分枝杆菌。只不过以目前的检查技术敏感性低、样本中结核分枝杆菌含量少不能检查出来。还有其他因素可能造成这一结果，如病人所留取痰标本是口痰，不是肺部的痰等。因此，这时适当的防护措施还是需要的，如戴口罩、对空气或病人用品用紫外线消毒、行密切接触者的筛查，病人咳嗽时注意保护性咳嗽，讲话时不要大声讲，不要口沫飞溅。

7. 痰涂片和痰培养对诊断有什么不同意义？

痰涂片和痰培养检查对于肺结核的诊断有重要的意义，但是两者之间在准确性和指导治疗上有显著差异。痰涂片检查是通过显微镜观察视野中是否有被染成红色的抗酸杆菌，其操作方法简便，耗时较短。由于我国肺结核发病率较高，且地区间水平差异较大，在实验室无法进行分枝杆菌培养的情况下，抗酸染色阳性可以用于诊断肺结核，但是该检查无法确定菌种为活菌或死菌，并且需要医务人员结合临床排除非结核分枝杆菌、麻风杆菌等细菌的感染。痰培养检查时虽然结核分枝杆菌繁殖速度慢，培养时间长（2个月左右），但是该检查的优势在于明确致病菌的菌种类型并可以加做药敏试验，是肺结核诊断的金标准。

8. 结核潜伏感染要预防治疗吗？

结核潜伏感染是指机体感染结核分枝杆菌之后，对结核分枝杆菌抗原刺激产生持续性免疫应答，但没有表现发热、咳嗽、盗汗、体重减轻等结核病临床症状的一种持续性感染状态。在无预防性治疗的情况下，结核潜伏感染人群中有5%～10%会在一生中发生活动性肺结核，且一般在感染后的 2 年内发病，因此，结核潜伏感染人群是一个庞大的潜在病人库。从医学角度说，如果结核菌素试验阳性或者 γ 干扰素试验阳性，并且临床医生判断没有活动性肺结核的人群，就属于结核潜伏感染者。

我国结核潜伏感染人数众多，约有 3 亿结核潜伏感染者，对全部结核潜伏感染者进行 3 个月的化学（抗结核药物）治疗，考虑到抗结核药物容易引起肝损害，既不现实也无法实现。因此，对于特定人群，如活动性肺结核的密切接触者，免疫缺陷病人如艾滋病病人，将要接受免疫制剂治疗的病人如银屑病病人等，这部分结核潜伏感染人群需要接受预防性治疗，在不远的将来，疫苗研制成功并上市后，对于潜伏感染人群可以通过疫苗进行预防治疗。

9. 结核菌素试验阳性能诊断结核吗？

结核菌素试验是结核病细胞免疫诊断方法，基本原理是根据病人感染结核分枝杆菌 4 ～ 8 周后可产生致敏淋巴细胞，当皮肤再次接触到结核分枝杆菌抗原后则出现红斑、硬结反应。依据皮肤反应的结果来判断，反应越强，皮肤的硬结越大越红且有水疱，即呈阳性。即使是结核菌素试验呈强阳性，也只能作为诊断的参考依据，并不能就此做出活动性结核病诊断，抗酸杆菌培养才是最重要的依据，而且还有一些特殊情况也会出现结核菌素试验阳性，如某些非结核分枝杆菌感染、已接种卡介苗出现的过敏反应等。在临床工作中发现仅有 30% ～ 40% 的结核病病人的抗酸杆菌培养为阳性，剩下的 60% ～ 70% 均为阴性，所以这部分病人要充分结合临床表现、影像学、红细胞沉降率、结核菌素试验、结核抗体等进行综合考虑。

10. 痰涂阳性治疗后转阴了有传染性吗？

会有。一般来说，按规定服药的开放性（有传染性的）

肺结核病人，在服药 2 天后传染力为先前的 1/10，7 天后为 1/100，2 周后传染性即已大幅降低，但是即使传染力大幅下降，仍可能有传染性。

根据肺结核治疗指南，第一次治疗的药物敏感的肺结核病人最少要完成 6 个月的治疗周期，在此期间，不仅痰涂片检验由阳性转阴，还要看同期痰结核菌培养的结果，完成正规疗程，并且停药前痰结核菌培养和涂片都是阴性，并且影像学明显吸收的病人，才能说明没有传染性。对于耐药的肺结核病人，情况更为复杂，这部分病人最少要接受 18 个月的抗结核药物治疗，并且停药前多次痰结核菌培养都是阴性才考虑没有传染性，仅凭痰涂片阴性并不能说明没有传染性。

11. 什么是结核病？

结核病是由结核分枝杆菌感染引起的慢性传染病。最常见的结核病是肺结核，是由结核分枝杆菌感染人的肺部造成的，老百姓俗称"痨病"。本病的主要症状是咳嗽、咳痰、痰中带血、午后低热、胸痛、食欲缺乏、疲乏和消瘦等。它是一种古老的疾病，在人类历史上曾经造成千百万人死亡，目前仍是严重危害人类健康的疾病。该病一年四季都可以发病。有两个高发年龄：一是 15 ~ 35 岁的青少年；二是 65 岁以上的老年人。全身各器官均可发生结核病，但 80% 发生在肺部。肺结核为我国法定传染病。各级医疗单位应依法对该病进行诊断治疗及管理。

12. 肺结核的常见症状有哪些？

结核病的早期或轻度结核病可以没有任何症状，或者因为症状轻微而被忽视。如果病变处于活动进展阶段，就会出现一些相应的症状，如发热，常以午后低热为主，病人大多在 16：00 ~ 20：00 体温升高，晨起体温一般正常。多波动于

37 ～ 38℃，发热时病人常感到全身乏力或有夜间盗汗；其次还会出现咳嗽、咳痰及胸痛等，这是肺结核最常见的症状，但也是最容易使病人或医生误以为是感冒或气管炎，从而导致误诊；再有，部分病人的痰中可带血丝或小血块。还有一部分人可出现消瘦、食欲缺乏等表现。一旦出现这些症状，病人就应该及时到医院就诊。

13. 结核病的传播途径有哪些？

在结核病当中只有肺结核才具有传染性，肺外结核如结核性胸膜炎、结核性脑膜炎、骨结核等不具有传染性。人与人之间呼吸道传播是肺结核传染的主要方式。结核病的传染源主要是痰菌阳性的肺结核病人，因为他们在咳嗽、打喷嚏、大声说话和吐痰时会将含有结核分枝杆菌的微滴散播于空气中，健康的人吸入后可能会导致结核分枝杆菌感染。同时如果肺结核病人随地吐痰，痰中的结核分枝杆菌随二次扬尘飘在空气中，也会导致他人感染。特殊情况下偶可经消化道及皮肤感染，但不是主要传播途径。肺结核的传染性和排出的菌量密切相关，排出的结核分枝杆菌越多，传染性越强。与病人接触越密切，给被感染的概率越大。

肺结核传染性最强的时间是在发现及治疗之前，经过正确治疗后传染性会很快降低。所以应当重视早期发现和正确、及时治疗传染性肺结核病，这样可以减少传染给他人的机会。

14. 人感染结核分枝杆菌后，一定会发展成结核病吗？

健康人受到结核分枝杆菌感染后不一定会发展成结核病。是否发生结核病主要受到两种因素的影响，即受到感染结核分枝杆菌的致病力的大小和身体免疫力高低的影响。如果结核分枝杆菌致病力强而身体抵抗力又低，则容易发生结核病。在我国，结核分枝杆菌的感染率超过 40%，这些人中可能有

5% ～ 10% 发展成结核病。

15. 肺结核的危害有哪些？

肺结核是传染性疾病，如果不及时治疗，对个人而言会造成肺的损伤，影响工作、生活，严重的甚至会危及生命；同时还有可能会传染您的亲人和朋友。如果得了肺结核没有按疗程完成正规治疗，极有可能转化为难治的耐药结核病。耐药结核病需要服药 1 ～ 2 年或更长时间，但治愈率很低，且容易复发。该病不仅是个人、家庭的悲剧，也对社会是一种沉重负担。

16. 什么是耐药结核病？ 有什么危害？

所谓耐药结核病是指结核病病人所感染的结核分枝杆菌对抗结核药物产生了耐药现象，而使治疗效果降低，甚至完全无效。耐药结核病的治疗极其困难，尤其是耐多药及广泛耐药的结核病。耐药的主要原因是缺乏新药、敏感药，治疗极其困难，即便科学地选用以二线抗结核药为主的长疗程方案，仍然有一部分病人是不能治愈的。而对经济困难或因肝、肾功能障碍治疗不顺利的病人而言，耐多药及广泛耐药结核病更是不治之症。由于耐药结核病病程迁延不愈，传染性增强，传染期必然延长，对健康人群造成严重威胁。由于耐药结核病难以治愈，其治疗费用大大增加，耐药结核病的治疗费用比一般结核病要高 100 倍，医疗负担十分沉重。因此，耐药结核病已成为我国结核病防控工作的重大挑战之一。

17. 哪些人易患肺结核？

一般而言，任何人都可能患结核病，但在某些特定人群中，结核病的发病率会明显升高，也就是说这一部分人对结核分枝杆菌特异性和非特异性免疫功能低下。这主要与个体的生活条件、营养状况、心理及精神状态有关，也受人体的健康素质、个体差异、性别、年龄等影响。

◆ 年龄：青少年及老年人是结核病的高发人群。

◆ 职业：某些职业与结核病密切相关。如二氧化硅粉尘作业者，硅肺多发，而硅肺者易患结核病。

◆ 疾病：糖尿病、慢性肝肾疾病、胃大部切除术后、流感、麻疹、百日咳感染后，都易发结核病；恶性肿瘤及影响淋巴细胞免疫者，如淋巴瘤、白血病、艾滋病等病人均易患结核病。20 世纪 80 年代中期以来，美国肺结核患病率回升，其 1/3 归因于艾滋病的流行。

◆ 药物：皮质激素类、免疫抑制剂常造成隐性结核，如哮喘长期用激素者、器官移植长期应用激素与免疫抑制剂者、恶性肿瘤行手术及化疗者即为此类。近年这些情况有所增多。

◆ 营养不良、过度劳累使抵抗力下降者也易患结核病。

◆ 流动人口、难民、移民：因生活不安定、营养差、疲劳、居住拥挤而易于患肺结核。

◆ 恶劣的社会环境因素引发肺结核：如贫穷、战乱、饥荒、自然灾害等。

18. 怎样预防结核病？

◆ 首先，就是要养成良好的卫生习惯，打喷嚏时要用手帕捂住嘴，避免面对他人，更不要随地吐痰；房内要经常换气，人群密集的地方更要注意。

◆ 其次，就是要注意增加营养，以增强体质，还要多锻炼以提高免疫力。

◆ 最后，就是青少年要定时进行体格检查，新生儿要接种卡介苗，以使机体产生免疫、减少结核病的发生。

如果家中有肺结核病人的话，就一定要把病人安置在一定环境中，病人的分泌物、排泄物要及时消毒处理，用具等都要和健康人分开。当然，因为我们的肺脏是一个开放性的器官，再怎么预防也不可能是万无一失的，但是即使得了结核病，大家也不要感到惊慌，因为只要做到早发现、早治疗，在第一时间接受正规医院的专业诊治，大部分病人都是能够彻底治愈的。

19. 如何治疗肺结核？

采用化学和生物制剂的抗结核药物治疗又称为化学疗法，是现代结核病最主要的治疗方法。其他治疗方法均为辅助治疗。化学疗法是控制结核病传播的唯一有效方法，是控制结核病流行的最主要武器。目前常用的结核病化疗药物有十几种，能满足大部分结核病病人的治疗需要。

结核病的化疗原则是早期、联合、适量、规律和全程用药。

只要和医生很好合作，遵医嘱用药，绝大部分肺结核是可以治愈的。

20. 如果得了结核病，怎样做有利于康复？

首先要完全配合医生的治疗，坚持规则、全程使用抗结核药。有的病人在治疗一段时间以后，症状消失或者减轻，自认为病好了，这个时候如果自行停药可能会造成难治、耐药，甚至会导致长期慢性排菌，从而丧失痊愈的机会。治疗期间不要随意增减药物，因为那样不但会影响病情，而且会增加产生耐药性的概率。

病人还要根据医嘱定期复诊，从而使医生及时了解病情变化及药物不良反应，根据复查结果判断治疗效果，调整治疗方案，使病人尽快康复。

病人在服药期间，要安排好生活起居，注意休息，加强营养，增添含蛋白质高的食物，多吃新鲜的鱼、肉、鸡蛋、牛奶、水果、蔬菜等，忌吸烟、酗酒，以增强自身体质；不要从事超负荷的体力劳动，防止过度疲劳，再有就是要有一个平稳的心态，过于低落的情绪会导致免疫力低下，影响疾病恢复。要树立战胜疾病的信心，消除焦虑、忧郁、孤独的心理，这样才有助于疾病的康复。

21. 肺结核常见的急重并发症有哪些？

咯血是肺结核常见并发症，咯血量可从痰中带血到大咯血，轻重不一。发生大咯血对病人危害很大，甚至可以危及生命；自发性气胸也是肺结核常见并发病，发生气胸时肺内气体穿破脏胸膜进入胸膜腔，使胸腔内压力增高压迫肺脏，胸腔内气体越多，临床症状越重。病人主要表现为胸痛、咳嗽、呼吸困难和发绀等症状。大咯血、自发性气胸都是肺结核急症，病人有死亡危险，需要紧急处理，应该尽早到医院治疗。

22. 结核病治愈后会不会复发呢？

结核病在治愈后，一般情况下复发的概率是比较低的。影响复发的主要因素有病人的身体状况、病情的轻重、是否存在耐药菌感染治疗方案是否合理及病人是否遵医嘱全程治疗等。要减少结核病的复发，应重点做到早发现、早诊断、早治疗；病人应严格遵医嘱全程用药，不能随意中断治疗，并注意适当锻炼身体，提高机体免疫力。同时，在病情痊愈后也要定期复诊，以及时发现复发的迹象，早期治疗。

23. 全球结核病最多的国家有哪些？

自 1997 年以来，世界卫生组织每年都会发布一份全球结核病报告。最新的 2019 年版报告已经出炉，提供了全球各地区、各国家最新的结核病流行情况。其中 2/3 的结核病病人来自 8 个国家：印度（27%）、中国（9%）、印度尼西亚（8%）、菲律宾（6%）、巴基斯坦（5%）、尼日利亚（4%）、孟加拉国（4%）和南非（3%）。

24. 结核菌是什么时候发现的?

结核分枝杆菌简称为结核杆菌。早在 1882 年,伟大的科学家海因里希·赫尔曼·罗伯特·科赫 (Heinrich Hermann Robert Koch) 在德国柏林生理学会上宣读了他的一篇学术报告,从逻辑上天衣无缝地证明了结核病是由结核杆菌引起的。这一伟大发现在人类战胜结核病的历程中具有里程碑的意义。科赫只用了 9000 多字简要地叙述了人体各个部分所发现的结核杆菌及其特性,结核杆菌纯种培养方法及在动物体内接种所产生的结核病,其工作之细腻,推理之严谨为科学研究工作树立了典范。

25. 为什么现在还没能消灭结核杆菌?

这与引起结核病的结核杆菌息息相关,结核杆菌有三项技能很厉害:

第一项技能是空气传播,即只要有带菌病人,只要有咳嗽,就会把结核杆菌排到空气中,我们呼吸到肺里就可能感染。

第二项技能则是"装死",据估计全世界约有 1/3 的人感染了结核杆菌。结核杆菌进入到人体内,第一件事是要繁殖,当它发现你免疫能力很强,知道自己斗不过时,怎么办?它就开始休眠,开始装死,不动也不作恶,是一个顺民。你免疫力下降时,如 HIV 感染、糖尿病,它就满血复活,然后复制,让你得病,再将新的病原菌排出去。

第三项技能是"进化",结核杆菌会改变自己的基因来逃避抗生素的杀灭,目前常规化疗需要 6 个月治疗才能杀死它,如果没有杀死它,它就会变得更强大,就会耐药。通过这 3 项生物衍变的技能,它与人类共同存活了 4000 年,结核杆菌越来越强。

26. 世界卫生组织提出什么时候终止结核？

世界卫生组织要求，全世界要在 2035 年初步终止结核。终止全球结核病流行是 2015 ~ 2030 年全球可持续发展目标（SDG）之一，2014 年世界卫生大会（World Health Assembly）通过了"世界卫生组织终止结核病策略"，该策略着重强调了结核病预防的种种策略，包括医疗卫生机构及其他结核杆菌传播高风险场所的感染预防与控制（IPC）。实施 IPC 策略主要通过减少空气中的传染性飞沫核、减少易感人群对于传染性气溶胶的暴露，降低结核杆菌的传播风险。

27. 儿童为什么要接种卡介苗？

卡介苗（BCG）是一种无毒牛型结核杆菌活菌疫苗，是用来预防结核病的疫苗。BCG 接种后可使儿童产生对结核病的特殊抵抗力，可以降低儿童结核病的发病率及其严重性，特别是减少结核性脑膜炎等严重结核病，并可减少此后内源性恶化的可能性。我国推行新生儿出生时即接种卡介苗。

28. 为何普及了接种卡介苗还有这么多结核病病人？

卡介苗是我国计划免疫接种的"四苗"之一，是使用人工方法接种无毒牛型结核杆菌减毒活疫苗，从而使人体产生对抗结核杆菌的免疫力，减少结核病的发生，是目前全球唯一预防结核病的疫苗。卡介苗接种后保护率约为 80%，保护时间可维持 10 ~ 15 年。随着接种后时间的延长，对结核杆菌的免疫作用会下降，即使反复接种卡介苗也不能增加保护力，而且它不能预防所有结核病的发生。事实上，接种卡介苗只是减少了罹患重症肺结核的概率，不是接种了就绝不会患肺结核。因此，除了接种卡介苗来预防结核外，我们还要注意营养均衡、提高自身免疫力、劳逸结合、养成良好生活习惯、通风换气等。只有积极预防控制传染源、早期诊断和及时治疗，患肺结核的人数才会越来越少。

29. 结核病人能吸烟吗?

长期吸入香烟燃烧所产生的烟雾能够改变机体的免疫功能，导致心脏病、肺癌和一些感染性疾病发病危险增加及发病后恢复缓慢。自从 1918 年有研究者首次公开发表吸烟与结核病关系的论文以来，已有大量研究证实了这一联系，而且吸烟与结核患病风险间存在剂量反应关系，即随着吸烟量和持续时间的增加，结核病的患病危险也随之增加。尽管其潜在的生物学机制尚不明了，但吸烟与结核病发病风险间的关系已在不同地区和不同人群中得到证实，但它在当前结核病预防控制及临床诊疗实践中仍未得到足够的重视，特别是针对结核病病人开展控烟干预的研究还不多。因此，应当向结核病病人提供定期、重复的吸烟干预指导等内容。

30. 肺结核会影响生育吗?

恋爱与婚姻常是初得肺结核青年男女病人所关心和容易引起苦恼的事。如果尚未结婚，要集中精力治病，待肺结核治愈后再考虑结婚生育，一般推迟 1～2 年。如病情尚不稳定就匆匆结婚，将来会遇到夫妻生活、生儿育女、优生优育等一系列问题，给治疗带来不利影响。如婚后发现活动性肺结核，一定要暂时禁止房事，以减少体力消耗和疲劳。已婚妇女暂时不宜妊娠，因为疾病和部分抗结核药物对病人和胎儿都不利。例如，患严重的肺结核，胎儿可因缺氧与营养不良而发生发育不良或死胎。

结核杆菌也可通过血液运行播散，在胎盘内形成结核病灶，经破坏绒毛后进入胎儿体内，传染给胎儿。一般肺结核病人分娩后，如能严格与胎儿隔离，结核杆菌传染给新生儿的可能性很小，对其生长发育也无影响。

31. 结核病合并乙型肝炎的病人在治疗、生活中应注意什么？

肺结核合并乙型肝炎的发病率呈上升趋势，生活中应注意以下几个方面：

◆ 注意密切观察病情变化，如发热、黄疸、性格和行为改变。一旦出现异常，应及时报告医生处理。

◆ 用药监护：抗结核药物的应用易发生肝损害，尤其对乙型肝炎病人的健康构成更大的威胁，甚至可导致急性药物性肝衰竭，危及病人生命，应注意监护。

◆ 饮食管理：指导病人应进食易消化、清淡、适合口味的饮食，保证足够的热量，多吃水果、蔬菜等含维生素丰富的食物，戒烟、禁酒，适当限制脂肪摄入，以保护肝脏。

◆ 开展心理干预，树立战胜疾病的信心，以积极的态度应对各种心理社会问题。

◆ 保证休息、戒烟、禁酒。

32. 结核病合并艾滋病者有哪些临床表现？

在世界范围内，艾滋病感染者中约 36% 的人同时感染了结核病。结核病的发病率在 HIV 阳性人群中比 HIV 阴性人群中高 8 倍。结核病是由结核杆菌感染引起的疾病，通常造成肺部感染，也会感染身体的其他部位。大多数感染者没有症状，这个阶段称为潜伏结核感染。如果此时没有适当治疗，10% 的潜伏结核感染病人会恶化为活动性结核病，致死率可高达 50%。HIV 感染者合并结核病的诊断需要结合临床表现、辅助检查、病理学及影像学检查结果来进行综合判断。

结核病属于飞沫传播性疾病，病原体会经开放性结核病人咳嗽、打喷嚏或说话过程中产生的飞沫传播。从临床表现看，对 CD4[+] T 淋巴细胞 >350 个 / 立方毫米的 HIV 感染者，肺结核的临床表现与阴性者一样，典型的病变为肺上叶的浸润，常伴有结核性肉芽肿。胸部影像学见肺上叶结节影，周围有云絮状或片状渗出，伴或不伴空洞形成。临床常有发热、盗汗、咳嗽、咳痰、痰中带血、胸痛、乏力、体重减轻等症状。

少数病人还伴有结节性红斑、疱疹性结膜炎等变态反应性改变。随着 HIV 疾病的进展，非典型的肺部结核、结核性胸膜炎及肺外结核更为常见。

33. 肺结核的标准化疗是什么？

肺结核标准化疗的主要药物（一线药物）有异烟肼（INH）、利福平（RFP）、乙胺丁醇（EMB）、吡嗪酰胺（PZA）。标准化疗是联合使用，组成合理的方案。这是为了充分发挥抗结核药物的疗效，预防耐药性，早期杀菌和灭菌活性的三大功能。对于以前没有得过肺结核且药物敏感的第一次治疗肺结核的病人来说，通常采用标准化疗方案。初治方案强化期 2 个月 / 巩固期 4 个月。

常用方案：2HERZ/4HR，即开始 2 个月强化期口服 4 种抗结核药物（异烟肼、乙胺丁醇、利福平、吡嗪酰胺），后 4 个月口服 2 种抗结核药物（异烟肼、利福平），一共 6 个月的方案。若强化期第 2 个月末痰涂片仍阳性，强化方案可延长 1 个月。

34. 肺结核病人如何进行家庭护理？

肺结核病人居住的卧室应朝阳，不仅温暖，而且阳光充足。阳光可使病人心情舒畅、情绪稳定、精神振奋。温暖的环境又能改善人体的心肺功能。室内要通风良好、空气流通，适当改变室内温度和湿度，增加含氧量，降低二氧化碳浓度和空气中微生物的密度，同时新鲜空气对结核病病人的康复极为重要，也增加了病人的舒适度。室内温、湿度适宜。温度过高，使神经系统受抑制，影响机体散热，会使病人情绪不安、出汗和烦躁；室温过低，易诱发感冒。室内相对湿度以 50% ～ 60% 为宜，湿度过高利于细菌繁殖，可导致病人呼吸道感染，同时机体水分蒸发慢，病人会感到不舒适；湿度过低，空气较干燥，机体水分蒸发快，带走大量的热量导致呼吸道黏膜干燥，咽痛口渴，病人也易发生呼吸道感染。为观察和调节温、湿度，有条件的家庭可配备保暖降温设施和温湿度计。

35. 结核病病人如何进行饮食护理？

结核病是一种慢性消耗性疾病，因长期发热、盗汗、食欲缺乏等，能量消耗大于正常人。因此，结核病病人往往体质虚弱、消瘦、乏力。另外，结核病病人在化疗过程中，由于抗结核药物的副作用，病人食欲大减，进食量少，消化、吸收能力减弱，营养物质供应不足，抗病能力减弱。

◆ 饮食应含有蛋白质、脂肪、糖类、维生素、无机盐和水。这些营养经消化吸收后被机体所利用，可供给热量，补偿消耗，增强机体抵抗力。结核病病人需要全面合理的营养，饮食原则为高蛋白质、高热量、高维生素，禁食辛辣之物，禁烟酒，供给足够的蛋白质。

◆ 结核病病人应多食牛奶和奶制品。因为牛奶中含有酪蛋白和钙质，这两种物质有促进结核病灶钙化的作用，牛奶被认为是结核病病人最好的食品。

◆ 补充钙质丰富的食物：钙对人体健康很重要，尤其是对结核病病人康复更有帮助。结核病在钙化过程中需要大量钙质，钙的补充有利于结核病灶的愈合。钙化是机体免疫力增强、病变静止和愈合的表现。含钙丰富的食品还有海带、骨头汤、鸡蛋黄、海产品等。

◆ 供给丰富的维生素：维生素是维持机体活动所必需的营养素，主要起到调节人体生理功能的作用，维生素还可增强机体细胞的抵抗能力。

36.肺结核病人盗汗如何护理?

盗汗是结核病中毒症状之一。病人表现为睡眠时出汗,醒后出汗停止。出汗部位多见颈部、腋窝和阴部。多见于身体虚弱和重症结核病病人。轻度盗汗仅于睡眠时头、颈部或腋窝出汗;重者则胸背、阴部、手足心等处也出汗;严重者全身都出汗,衣服、被单、盖被都被汗液浸湿。盗汗病人常伴有低热、食欲缺乏、失眠等症状。

盗汗病人的护理:由于盗汗系自主神经系统功能紊乱所致,病人常伴有失眠,同时病人因盗汗得不到很好的休息,所以对有盗汗症状的结核病病人应进行精神调节,使病人生活有规律。保证病人规律睡眠,每天睡眠时间在 8 ~ 9 小时,以保证病人精神好、食欲佳,有利于提高机体免疫力,为结核病治疗创造有利条件。病人每次盗汗后及时为其擦身更衣,保持皮肤、衣服清洁干爽,避免受凉。病人的内衣床单,被褥应柔软舒适,最好采用全棉布料制作,便于吸汗,并勤洗勤换。病人盗汗期间要增加营养,及时补充机体消耗,给病人多进温补的汤、粥类食物。

37.肺结核病人应如何进行家庭消毒?

结核菌是一种对外界抵抗力很强的致病菌,特别是在痰液中结核杆菌受到蛋白质的保护,它在阴暗潮湿的地方可以长期生存。在适宜的环境条件下,结核杆菌生长、繁殖力很强。结核杆菌怕热不怕冷,在 26℃ 左右能存活数月。其对湿热耐受力较差,一般在 65℃ 以上的湿热,30 分钟均可被杀死。100℃ 的湿热数分钟即可被杀死。紫外线对结核杆菌有较强的杀灭作用,夏天的直射阳光 2 ~ 3 小时即可杀死结核杆菌。常用的消毒方法主要有化学消毒法和物理消毒法。

◆ 化学消毒法：即使用化学制剂消毒，在一定的浓度、经过一定时间可杀死结核杆菌。主要是利用化学药物渗透结核杆菌体内，使其蛋白质凝固变性而起到消毒作用。常用的化学消毒剂有来苏水、酒精、漂白粉、新洁尔灭、84 消毒液、过氧乙酸等。

◆ 物理消毒法：是利用热力或光照等物理作用，使结核杆菌蛋白质及酶变性死亡而达到消毒的目的。

• 日光暴晒法：日光具有热、干燥和紫外线的作用，适用于病人用过的衣服、被褥、枕芯、毛皮、毛织品、书籍、报刊等。把这些物品放在阳光下暴晒 3 小时，冬季延长暴晒时间。

• 煮沸法：肺结核病人的食具、茶杯、毛巾、内衣等煮沸 10 分钟左右即可，方便可行。

• 紫外线灯消毒：结核杆菌对紫外线非常敏感，有条件的可在病人居住房间里装盏 80 瓦、波长为 253.7 纳米的紫外线灯。这种波长的紫外线灯杀菌能力最强，能杀死室内空气中和物体表面的结核杆菌。使用时应注意安全。

（张向荣　许传军　刘新疆　彭晓慧）

第8章 鼠疫与霍乱防治

1. 鼠疫防治顺口溜

鼠疫又称一号病，烈性传染夺生命；
世界多次大流行，严防该病是法定。
鼠疫杆菌耐低温，革兰染色呈阴性；
叮咬飞沫是途径，伤口传染也能行。
旱獭黄鼠是宿主，人间疫情是家鼠；
杆菌繁殖跳蚤肚，通过吸血进皮肤。
头痛高热和寒战，呼吸急迫又发绀；
胸痛咳嗽加血痰，恶心呕吐也可伴。
腺型肺型为常见，脓血症型最凶险；
休克出现加发绀，循环衰竭时已晚。
鼠疫不治活几天，早期用药最关键；
庆大霉素加四环，对症治疗危害减。
鼠间流行较多见，危害严重是人间；
我国疫情有重点，喜马拉雅和云南。
该病防治并不难，灭鼠灭蚤最简单；
五早措施也关键，疫点处置要从严。
疫苗只能管一年，人群普遍都易感；
进入疫区服磺胺，加强防护降风险。
随着科技的发展，黑死病人已少见；
人畜共患要阻断，该病消灭在人间。

2. 霍乱防治顺口溜

甲类疾病要严管，来势凶猛成灾难；
二号疾病叫霍乱，烈性传播快蔓延。
剧烈吐泻最常见，无痛数多水样便；
循环衰竭最凶险，如果不治活几天。
霍乱治疗很简单，补充液体最关键；
诺氟沙星或四环，霍乱弧菌都敏感。
该病夏秋较多见，多种途径可传染；
首先控制传染源，防止病原外扩散。
传播途径要切断，三管一灭是重点；
国际交流很频繁，疫区旅行要避免。
防病知识多宣传，爱国卫生勤开展；
病从口入要防范，降低风险保平安。

3. 什么是鼠疫？

鼠疫的致病菌为鼠疫杆菌，主要的传染源是啮齿类动物，鼠疫的病人在疾病早期即具有传染性。其传播途径如下：

◆ 经跳蚤叮咬传播。

◆ 经直接接触传播。

◆ 经飞沫传播。

人类普遍对鼠疫易感，没有天生的免疫力，在流行病学上的差异与接触传染源的机会和频次有关。

鼠疫的潜伏期较短，一般为 1～6 天，其分型主要为：①腺鼠疫；②肺鼠疫；③败血型鼠疫；④肠鼠疫。

4. 什么是霍乱？

霍乱是因摄入受粪便污染的水或携带霍乱弧菌的食物而引

起的一种急性肠道疾病。感染症状可能相当轻微，也可能相当严重。霍乱最严重的病情特征表现为突发急性水样腹泻，并可导致严重脱水而死亡。由于潜伏期极短，为2小时至5天，其疫情更可能具有暴发性，病例数可能急速增加。霍乱是一种致命性极强的疾病，儿童和成人均可能感染。

5. 为什么将鼠疫与霍乱归于甲类传染病？

根据《中华人民共和国传染病防治法》规定，将鼠疫与霍乱定为甲类传染病。那么为什么要将它们两个归类于甲类传染病呢？

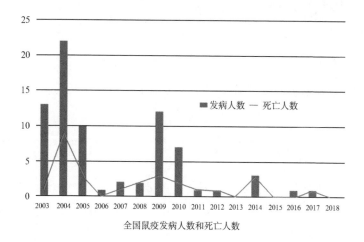

全国鼠疫发病人数和死亡人数

鼠疫由鼠疫杆菌所致，属于自然疫源性疾病，原发于啮齿类动物并能引起人间流行。鼠疫的临床表现主要为急剧高热、寒战、体温上升至39～41℃，是以发病急、传播快、病死率高、传染性强为特征的烈性传染病，由于人类对鼠疫普遍易感，所以鼠疫曾席卷过世界广大地区，给人类造成沉重的灾难。

霍乱是由霍乱弧菌引起的一种烈性肠道传染病，其主要的临床表现为腹泻及呕吐等，以发病急、传播快、波及范围广为特征，其中儿童是最易被感染的人群。霍乱一旦发生传播，与其他腹泻病不同，该疾病可在数小时内导致健康的成人死亡。

营养不良的儿童或艾滋病病毒感染者等免疫力较低者，如果感染霍乱，死亡风险更大。

由于鼠疫与霍乱曾经在世界上的传播范围极广，对世界各国来说危害极大，对它们不可掉以轻心，所以我国将其列为甲类传染病也在情理之中。

6. 现在鼠疫与霍乱有流行吗？

历史上公认的世界鼠疫大流行有 3 次，在当时的大流行中蔓延情况之严重，死亡人数之多难以想象。现如今，鼠疫病例多发生在有鼠疫自然疫源地存在的地区，呈散发或较小范围的暴发。例如，最新的 2019 年 11 月 12 日，北京确诊的来自内蒙古自治区的 2 例鼠疫病人就是这种情况，内蒙古自治区的部分地区属于自然疫源地，尽管出现鼠疫病人，但是防控得当，只是呈现散发状态，基本上不会出现大面积的流行态势。

霍乱在过去的 200 年中共发生过 7 次全球性大暴发，其是经由被污染的水源传播，在改善公共卫生与污水处理后，基本上已经从发达国家绝迹，不至于再发生全球性大暴发，主要以非洲、中南美洲和亚洲国家为主。我国从 2002 年开始霍乱就处于低发水平，但局部地区暴发疫情时有发生，还发现数起边境输入型霍乱疫情。尽管如此，对鼠疫与霍乱的预防还是不容忽视。

7. 如何预防鼠疫？

预防鼠疫必须做到"三不三报"。"三不"即不私自捕猎疫源动物、不剥食疫源动物、不私自携带疫源动物及产品出疫区；"三报"即报告病死鼠、报告疑似鼠疫病人、报告不明原因的高热病人和急死病人。

尽管现如今鼠疫大规模的暴发低发，但还是要尽力避免其发生。我们作为普通大众要极力避免接触传染源及感染人群；如若遇到疑似病人，符合临床表现，要立即向当地疾病预防控制部门上报；如若自己周边环境发生此类疫情，应做好自我隔离，出现症状应立即报告当地疾病预防控制部门，不要自行就医，遵从医院安排，配合医院治疗，并主动报告自己可能感染疾病的高危行为及周围是否有人出现类似症状。

与此同时，政府部门要依法依规贯彻"预防为主"的方针；加强对鼠疫的宣传教育；对活跃于自然疫源地区内的居民等高危人员加强疫苗的预防接种；加强国境卫生检疫；做到疫情报告及时。

通过普通民众和政府部门的通力合作才能有效预防鼠疫的发生。

8.如何预防霍乱？

对于我们普通大众来说，最好的预防霍乱的方法就是做到以下几点：

◆ 保持良好的个人及家庭卫生，养成便后及处理食物或进食前用肥皂洗手的习惯。

◆ 保持良好的食物卫生，不食生水，煮透海鲜食物（河海鱼类、虾蟹、贝壳类等）。

◆ 保持良好的环境卫生，加强垃圾和粪便的管理。

目前，使用霍乱疫苗已成为可供选择的霍乱预防措施之一。新型口服重组 B 亚单位 / 菌体霍乱疫苗 (rBS/WC) 已问世，其安全性较好，与旧的注射疫苗相比，新型疫苗可提供较好、较持久的保护作用。

9.鼠疫和霍乱如何治疗？

鼠疫病人如不及时治疗，容易死亡，尤其是肺鼠疫和鼠疫败血症，死亡率几乎 100%。若抢救及时，方法得当，绝大多数病人能够治愈，并且不留后遗症。因此，对鼠疫的治疗原则是及时治疗，减少死亡；正确用药，提高疗效；精心护理，促进康复；消毒隔离，防止传播。

临床上确诊为鼠疫并出现面色苍白、四肢湿冷、脉搏细速、血压下降、神志不清、昏迷等症状时，必须采取抗休克治疗，即①输液；②保护心脏功能；③在上述输液瓶内第一次加入 0.5 ~ 1.0 克维生素 C（瓶内液体量应在 400 毫升以上），以后每 6 小时加 0.5 克，坚持 24 小时；④补充能量制剂；⑤注射氢化可的松；⑥进行特效药物治疗，首选链霉素。

对于霍乱病人，有效的治疗在于根据病情严重程度，或通过口服补液盐（ORS）或静脉输液，及时进行补液。高达 80% 的病人可通过服用口服补液盐（世界卫生组织 / 联合国儿童基金会口服补液盐标准袋）得到适当治疗。

对于极严重脱水病人，可通过静脉输液，最好选用乳酸林格液进行治疗。严重病例可使用适当的抗生素以缩短腹泻持续时间，减少所需的补液溶液量并缩短霍乱弧菌排泄时间。

对于 5 岁以下儿童，补充锌证明可缩短腹泻持续时间并减少连续腹泻发作次数。为了确保及时获取治疗，应尽一切可能为受影响人群就近设立霍乱治疗中心。

10. 疫点如何处理？

发生鼠疫时，无论是发生人间鼠疫或动物鼠疫，都必须采取疫区处理措施，以消灭传染源，切断传播途径，防止疫情的扩散蔓延。定为鼠疫之后，根据鼠疫类型、流行强度、污染范围及发展趋势等疫区具体情况，必要时经上级政府批准采取疫区封锁措施。

对于霍乱的疫点，对其消毒是有效切断传播途径、控制疫情的措施之一。可能被病人排泄物污染的厕所、餐具、地面、拖把、门拉手、衣物等都要进行消毒。霍乱弧菌对一般的消毒剂均较敏感。漂白粉、漂白精、过氧乙酸、戊二醛等对其均有效。

（刘新疆　金子宇　许传军）

第9章 病毒性肝炎防治

1. 病毒性肝炎防治顺口溜

病毒肝炎高感染，十人就有一人患；
甲乙丙丁和戊肝，区分类型要检验。
疲乏肝大食欲减，肝功异常出黄疸；
蜘蛛痣加肝病脸，肝区常有压痛感。
慢性肝炎要发展，肝硬化和肝癌变；
重症肝炎最危险，病程不超二十天。
抗毒药效不明显，该病治疗重保肝；
合理营养要清淡，高脂高糖要避免。
甲戊两型吃感染，感染以后不再患；
乙丙丁型血液传，体液传播也多见。
病毒存活三十天，消毒需要长时间；
一般药剂不敏感，煮沸十分才杀完。
病人就是传染源，携带也能大传染；
传播途径要切断，自我保护为重点。
接种疫苗防感染，维持时间达五年；
调整心态多锻炼，健康长寿到永远。

2. 病毒性肝炎有几种类型的病毒？

由病毒引起的病毒性肝炎（viral hepatitis）是危害肝脏的元凶之一。其中有五种主要肝炎病毒，称为甲型、乙型、丙型、丁型和戊型，分别能引起甲型病毒性肝炎、乙型病毒性肝炎、丙型病毒性肝炎、丁型病毒性肝炎、戊型病毒性肝炎。

3. 病毒性肝炎是怎么传染的？

由病毒造成的肝炎能引起肝脏细胞肿胀，是世界上流传广泛、危害很大的传染病之一。其传染方式如下：

类型	传染途径	潜伏期	易感人群
甲型肝炎（HAV）	粪 - 口	2 ～ 6 周	各年龄
乙型肝炎（HBV）	血液、母婴、性接触	4 ～ 26 周	各年龄
丙型肝炎（HCV）	血液、性接触	2 ～ 24 周	各年龄
丁型肝炎（HDV）	血液、性接触	4 ～ 7 周	乙型肝火病人
戊型肝炎（HEV）	饮水、粪 - 口	2 ～ 10 周	各年龄

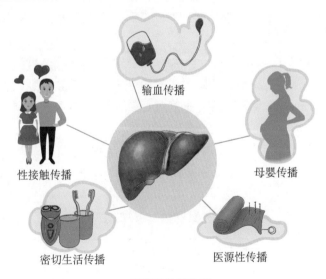

输血传播

性接触传播

母婴传播

密切生活传播

医源性传播

乙型肝炎传播途径

4. 病毒性肝炎病人的家人如何护理？

首先了解病人患的具体是哪一类病毒性肝炎，病人和家属应了解其相关护理知识。特别是各类型肝炎的传播途径，以便护理、消毒和预防。

◆ 护理

• 注意病情动态进展，如出现黄疸迅速加深等表现应立即入院治疗；观察精神状态，注意有无言语、表情异常或嗜睡等表现；强调需定期复诊。

• 注意劳逸结合，肝炎病人尤其是急性期病人应卧床休息，以利于肝细胞的修复，症状好转后可适当活动，但要循序渐进，保证餐后短时间休息、夜间较长时间的睡眠，待肝功能正常后可逐渐恢复工作，应以不觉疲劳为度。

• 合理用药，肝炎病人的用药必须十分慎重，切忌在家随便用药，以免增加肝脏负担，因病需要用药时，必须在医生指导下使用，忌用对肝脏功能有影响的药物，以免病情加重或复发。

• 合理饮食，合理的饮食对肝炎病人极为重要，常言道"三分治疗七分调养"。

• 心理护理，病人应消除不良心理，保持积极乐观心态，安心休养。家属应在感情上多安慰、生活上多关心照顾病人，尽力创造一种温馨和谐的家庭气氛，使病人心理上得到宽慰，早日康复。

• 家庭成员之间要做好预防措施，做好病人的隔离，防止病人唾液、血液及其他分泌物污染环境。夫妻之间应尽量避免肝炎的唾液及性传播，家中有健康儿童者，要及时进行肝炎疫苗预防接种，避免肝炎在家庭内交叉感染。

5. 病毒性肝炎病人日常如何消毒？

甲型、戊型肝炎是经消化道传播的，应按消化道隔离进行消毒隔离，乙型、丙型、丁型肝炎是经血液、体液（包括唾液、精液）及注射途径传播的，应按血液及接触传染病进行消毒隔离。具体的消毒隔离方法如下：

◆ 床边隔离，房间用 0.5% 过氧乙酸喷雾消毒空气，擦拭物品表面。

◆ 餐具、便器专用，用后可用 0.2% 过氧乙酸或 0.3% 的 84 消毒液浸泡消毒 30 分钟再清洗，这一点非常重要，应特别注意。

◆ 剩饭菜应煮沸消毒 10 分钟后弃之。

◆ 排泄物可用漂白粉干粉按 1 ：5 比例充分搅拌，放置 2 小时后弃之。

◆ 换洗衣服时应先用 0.5% 的过氧乙酸浸泡 30 分钟，再清洗。

◆ 手消毒，用 0.3% 84 消毒液浸泡 5 分钟后再清洗。

6. 病毒性肝炎病人的饮食有哪些注意事项？

肝炎病人的饮食原则是供给清淡并富有营养、易消化吸收而无刺激性的食物。这里的富有营养是指高蛋白质及含有足够热量和丰富维生素的食品。

病毒性肝炎病人应以富含糖类的大米、白面为主食，辅以优质蛋白如牛奶、鸡蛋、瘦肉、鱼虾和含有多种维生素的新鲜蔬菜、水果。

肝炎病人脂肪类食物宜选用含有必需脂肪酸的植物油类，烹调时可照顾病人的饮食习惯，但应避免油煎、油炸食物。此外，肝炎病人应注意忌饮酒及含有酒精成分的饮料，忌食辛辣刺激性食物。

总之，合理的饮食调节有利于肝细胞的修复和再生及肝功能的恢复，有利于病人的恢复。

7. 乙型肝炎为什么发病率最高？

乙型肝炎的发病率在病毒性肝炎中位居榜首，首先其传播方式更为广泛，通过针刺伤、文身、穿刺和接触已受感染的血液与体液（如唾液和经血、阴道分泌物和精液）而传播。此外，性接触传播方式在如今开放化的时代中显得更明显。另外，在我国20世纪90年代以前，医源性传播比较严重，如发生在医疗、外科和牙科操作过程中，或因使用被感染血液污染的剃须刀和其他类似物品造成。

其次，乙型肝炎病毒可以在体外至少存活7天。在此期间，如果病毒侵入那些没有受到疫苗保护者的身体，仍然会引起感染。乙型肝炎病毒的潜伏期平均为75天，但可以从30天到180天不等。该病毒可在感染后30～60天检测到，并可持续存在并发展为慢性乙型肝炎。

年轻人由于社会交往多，导致其感染概率升高，近年来，年轻人的发病率有逐年上升的势头。

8. 甲型肝炎的检验单如何解读？

若病人符合以下实验室检查：①血清丙氨酸氨基转移酶（ALT）明显升高。②血清总胆红素（TBIL）大于正常上限数值1倍以上和（或）尿胆红素阳性。并结合临床表现及流行病学史可作为临床确诊病例。

若临床确诊病例加上符合血清学检测：抗 -HAV IgM 阳性或抗 -HAV IgG 双份血清呈4倍升高，病人即为甲型肝炎确诊病例。

HAV-IgM 阳性：早期诊断急性甲型肝炎，可维持3～6个月，长者维持1年。

HAV-IgG 阳性：为保护性抗体，表示既往感染 HAV 或接种过甲肝疫苗。若恢复期较急性期抗体滴度升高4倍以上也可诊断为急性甲型肝炎。

9. 甲型肝炎的妈妈能进行哺乳吗？

甲型肝炎的主要传播途径是粪 - 口传播。研究显示，甲型肝炎病毒不能通过胎盘，但该病在急性期有较强的传染性，甲型肝炎不存在慢性携带状态。因此，患有甲型肝炎的妈妈应及

英文/中文项目名称	检验结果	单位	参考值
ALT　*丙氨酸氨基转移酶	59.50↑	U/L	5 ~ 40
AST　*天冬氨酸氨基转移酶	46.30↑	U/L	8 ~ 40
TP　总蛋白	72.80	g/L	60 ~ 85
ALB　白蛋白	45.30	g/L	35 ~ 55
GLO　球蛋白	27.50	g/L	20 ~ 30
A/G	1.65		1.5 ~ 2.5/1
TBIL　总胆红素	16.40	μmol/L	2.0 ~ 20.0
D-BIL　直接胆红素	4.90	μmol/L	0 ~ 6.8
I-BIL　间接胆红素	11.50	μmol/L	1.7 ~ 12.0
ALP　*碱性磷酸酶	74.40	U/L	20 ~ 110
GGT　*谷氨酰转肽酶	30.00	U/L	7 ~ 50
CHE　胆碱酯酶	9840.00	U/L	4300 ~ 13200
TBE　总胆汁酸	2.30	μmol/L	0 ~ 10.0
Urea　*尿素	2.99	μmol/L	1.7 ~ 7.8
CR　*肌酐	61.70	μmol/L	44 ~ 106
UA　*尿酸	403.60	μmol/L	120 ~ 450
β-2μG　β-2微球蛋白	2.80	mg/L	0 ~ 4
CK　*肌酸激酶	47.00	U/L	25 ~ 200
CK-NB　肌酸激酶同工酶	8.00	U/L	0 ~ 25
LDH　*乳酸脱氢酶	201.10	U/L	114 ~ 240
HBDH　α-羟丁酸脱氢酶	200.00	U/L	80 ~ 220
LDH-1　乳酸脱氢酶同工酶	66.20↑	U/L	15 ~ 65

时停止母乳喂养，并且与宝宝隔离，待宝宝的妈妈彻底康复后才可母乳喂养。若宝宝的妈妈在分娩时已经恢复正常，则可以正常母乳喂养。

10. 甲型肝炎还会暴发流行吗？

1988 年在上海发生的甲型肝炎流行就影响到了约 30 万人，那么甲型肝炎还会暴发流行吗？甲型肝炎属偶发疾病，在世界各地流行，有循环复发的趋势。甲型肝炎与不安全的水或食物、卫生条件差、不良个人卫生习惯密切相关。在高感染和低感染地区，甲型肝炎的流行不很常见，在中等收入国家和卫生状况不够稳定的地区，可能会出现大型疫情。但是随着世界环境卫生的逐步改善，人们对食品安全越来越重视，加之甲肝疫苗的出现，几乎百分百接种疫苗的人都会产生具有一定保护作用的病毒抗体，所以甲型肝炎的流行暴发在世界范围内不会很常见，可能会在部分地区发生部分疫情。

近期在我国辽宁省沿海地区，甲型肝炎处于高度散发状态，由于此地区沿海城市较多，居民有生食或半生食海产品的习惯，不良饮食习惯为甲型肝炎发病的主要原因。只要进行必要的预防措施就可有效避免感染，虽然甲型肝炎的流行大暴发不会很常见，但是还是要警惕部分高危地区的发病情况并及时干预。

11. 如何预防甲型肝炎？

改善环境卫生、保障食品安全和接种疫苗是抵御该病的最有效方法。

◆ 甲肝灭活疫苗有较好的预防效果。在我国还提供口服活疫苗，目前还未发现接种了甲肝疫苗后还被感染的病例。

◆ 环境卫生的改善，如保护水源，及时清理生活垃圾和粪便也能有效预防甲型肝炎。

◆ 保持个人良好的卫生习惯，饭前便后要洗手。

◆ 改变不良的饮食习惯，不喝生水、不生食毛蚶等海、水产品，食用时一定要煮熟煮透，不生食或半生食食物。

12. 甲型肝炎能治愈吗?

甲型肝炎能完全治好。

得了甲型肝炎，症状轻的可以自己恢复，不用治疗或者只需要门诊治疗就可以。

当病人出现明显症状，如极度乏力、食欲缺乏、黄疸（皮肤、眼睛巩膜变黄，小便变黄等症状）或者出现肝性脑病表现（指病人因为肝病引起性格、行为改变和意识障碍）时，要及时住院治疗。

在治疗过程中，要按照医生的要求定期复诊，检查肝功能等，评估治疗效果。病人治疗以后，如果各种症状都已经消失，而且肝功能恢复正常，一般不需要再看医生。

甲型肝炎不会转变为慢性肝炎。感染过甲型肝炎病毒的人会有长久的抵抗力，一般在 10 年之内不会再感染。

所以甲型肝炎病人一般可完全恢复，不转为慢性肝炎，也无慢性携带者。

13. 什么是病毒载量检测?

病毒载量（VL）检测简单地说就是通过测量从而显示每毫升血液里病毒的数量。病毒载量以拷贝（copy）数为单位，计算每一毫升（ml）有多少病毒量，如 copy/ml。病毒载量测定是通过一种称为聚合酶链反应（PCR）的技术来测定血液中病毒的量。

14. 乙型肝炎病毒脱氧核糖核酸扩增定量检测有什么意义?

HBV-DNA 称为乙型肝炎病毒脱氧核糖核酸。检测 HBV-

DNA 是判断乙型肝炎病毒有无复制的金标准。HBV-DNA 定量检测就是检验乙型肝炎病毒在血液中的含量。通过乙型肝炎病毒含量的检测，可以了解病人体内的病毒含量、病情发展状况，对病人的治疗有很好的指导作用。

如果检测值大于正常值，说明乙型肝炎病毒 DNA 呈阳性，提示 HBV 复制和有传染性。HBV-DNA 越高表示病毒复制越厉害，传染性越强。

定量检测结果主要是对抗病毒治疗提供检测和疗效参考，这对于乙型肝炎治疗过程中的监测、治疗效果的判断、治疗方案的制订都有着重要的意义。

另外，确定正常值指标一定要知道所做实验的参考范围。参考范围因检测仪器、方法、试剂的不同而有差异。

15. 乙型肝炎病毒 DNA 定量检测结果怎么看？

HBV-DNA 定量检查的正常值是 1000copies/ml。

当 HBV-DNA 定量检查值小于 1000copies/ml 时，表明体内 HBV-DNA 为阴性，传染力弱。

当 HBV-DNA 定量检查值大于 1000copies/ml 时，表明体内 HBV-DNA 为阳性，病毒仍然较多，传染力强。

以上正常值仅供参考，以检测医院数据为准。

检测方法：实时荧光 PCR 反应（real-time PCR）
检测灵敏度：1.000E+02 IU/ml
检测结果：

简称	项目	结果	单位	参考值
HBV-DNA	乙型肝炎病毒脱氧核糖核酸扩增定量检测	4.428E+02	↑IU/ml	1.000E+02

举例：

以上 HBV-DNA 的检测结果为 4.428E+02，其意义为 4.428×

10^2，就是 442.8（单位:IU/ml），而参考值为 100IU/ml。显示阳性，需要综合病情进行治疗。

我们在看检测结果时，需要将检测结果与参考值作比对，值得注意的是每个实验室的参考值可能不一样，切勿一概而论。

16. 乙型肝炎标志物检测结果有何意义？

HBsAg	HBsAb	HBeAg	HBeAb	HBcAb	意义
+	−	+	−	+	乙型肝炎,传染性强（大三阳）
+	−	−	+	+	乙型肝炎,传染性弱（小三阳）
−	−	−	−	−	未感染乙型肝炎病毒
−	−	−	−	+	既往感染
−	−	−	+	+	1. 既往感染过 HBV 2. 急性 HBV 感染恢复期
−	+	−	−	−	1. 注射过乙肝疫苗,有免疫力 2. 既往感染
−	+	−	+	+	既往感染 HBV,已清除且已出现保护性抗体
+	−	−	−	+	1. 急性 HBV 感染 2. 慢性 HBsAg 携带者 3. 慢性乙型肝炎病人
−	+	−	−	+	1. 既往感染,仍有免疫力 2. HBV 感染恢复期

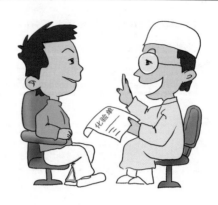

17. 乙型肝炎能治愈吗？

若是在成年期感染乙型肝炎病毒患上了急性乙型肝炎，无论是否有典型的临床表现并为此住院治疗，有 95% 以上的概率获得自愈或治愈。

而慢性乙型肝炎病毒感染者和慢性肝炎病人则是难以治愈的。在我国，乙型肝炎病毒携带者或慢性肝炎病人 85% ～ 95% 是在婴幼儿时期就已经感染了乙型肝炎病毒。

对于部分慢性乙型肝炎病人和病毒携带者，我们应尽可能追求的是临床治愈，即 HBV-DNA 检测不到，HBsAg 阴转或伴有 HBsAb 的产生、ALT 正常、肝组织病变轻微或无病变。

需要提醒大家的是，乙型肝炎病毒的清除获得"临床治愈"可以发生在急性肝炎、病毒携带者、慢性肝炎病人中。部分接受治疗的肝硬化病人也常见 HBV-DNA 检测不到、HBsAg 阴转或伴有 HBsAb 的产生、ALT 正常，但肝脏仍处于肝硬化的状态。

因此，对于接受肝炎治疗的病人，临床治愈是治疗追求的理想终点。即便获得了临床治愈，还要定期检查，检测肝癌指标。

18. 丙型肝炎能治愈吗？

丙型肝炎是由丙型肝炎病毒引起的一种肝脏疾病。该病毒可造成急性或慢性肝炎感染，其严重程度从持续几周的轻微病症到终身严重疾病不等。由于一些人产生的免疫反应可将感染清除，因此，丙型肝炎病毒新发感染并不总是需要治疗。然而，当丙型肝炎病毒感染转为慢性时，就有必要进行治疗，对丙型肝炎的治疗目标是疾病痊愈。

世界卫生组织 2018 年更新的指南建议，采用泛基因型直接作用抗病毒药物疗法（DAA），该疗法可使大多数丙型肝炎病毒感染者得到治愈，治疗时间短（通常为 12 ～ 24 周），但是具体取决于病人是否存在肝硬化。目前尚无针对丙型肝炎的有效疫苗，抗病毒药物可使 95% 以上的丙型肝炎感染者得到治愈，从而降低肝癌和肝硬化的死亡危险，但诊断和治疗可及性很低。

19. 什么是肝硬化？

肝硬化指的是肝脏因长期受到伤害，导致最后无法正常运作。肝硬化是漫长的过程，在早期通常没有症状，随着疾病的发展，病人可能开始感到容易疲倦、虚弱、下肢水肿等。肝硬化最常见的原因包括酒精、乙型肝炎、丙型肝炎及非酒精性脂肪性肝炎等。在我国大多数为肝炎后肝硬化，尤其是慢性乙型、丙型肝炎，是引起门静脉性肝硬化的主要因素。长期大量酗酒也是引起肝硬化的因素之一。一般而言，连续长期大理饮酒，就可能会造成肝硬化。长期营养不良会导致肝脏对毒性和感染因素的抵抗力显著下降，从而诱发肝硬化。

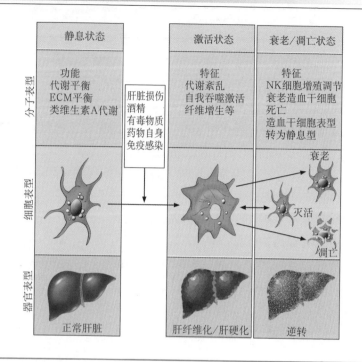

20. 什么是肝纤维化?

肝纤维化是一个病理生理过程,是指由各种致病因子所致的肝内结缔组织异常增生。任何肝脏损伤在肝脏修复愈合的过程中都有肝纤维化的过程,如果损伤因素长期不能去除,纤维化的过程长期持续就会发展成肝硬化。因此,它不是一个独立的疾病。

21. 病毒性肝炎能引起肝癌吗?

肝癌的主要原因是乙型肝炎、丙型肝炎或是酒精造成的肝硬化。乙型肝炎和丙型肝炎病毒感染后可能会发展成慢性肝炎,进而会造成肝硬化和肝癌。

22.肝硬化能做肝移植吗？

在高收入国家，肝硬化病人有时接受肝移植，但成功率参差不齐。大多数终末期肝病的内科治疗仅限于对其合并症的治疗，并不能改变其肝硬化的病理基础，也很难改变病人逐渐肝衰竭的发展趋势。虽然内科治疗无法替代肝移植，但是合理的内科治疗可以延长病人等待肝移植的时间。

肝移植手术风险高，移植后住院时间长，费用也明显增加。因此，在疾病不太晚的阶段（即病人有不太严重的进展期肝病时）实施肝移植术可降低围手术期风险，提高生活质量，而且可以显著地减少治疗费用。

23.病毒性肝炎病人可以注射疫苗预防吗？

对于病毒性肝炎，其中甲型肝炎、乙型肝炎均可通过接种疫苗来进行预防。对于丙型肝炎目前尚无有效的疫苗，因此，安全的医疗注射、及时的手卫生等显得格外重要。通过乙型肝炎免疫接种可使丁型肝炎感染得到预防。戊型肝炎比较特殊，我国开发和批准了一个预防戊型肝炎病毒的疫苗，但其他地方目前尚未供应此疫苗。

24.母亲有乙型肝炎会母婴传播吗？

据世界卫生组织介绍，乙型肝炎病毒最常见的传播方式是在出生和分娩期间由母亲传给孩子，还有就是通过接触血液或其他体液传播。

乙型肝炎病毒母婴传播有以下三种途径：①宫内传播；②产时传播；③产后传播。其中产时传播为主要途径。

25.何为母婴阻断？

很多妈妈在妊娠之前自身患有乙型肝炎，如上所说如果不采取一定的措施，就很容易经过母婴传播传染给胎儿，引起胎儿出生后也有乙型肝炎。因此，阻断母婴传播就可以从源头避免乙型肝炎病毒感染。由此引出母婴阻断这一举措，其可有效阻止乙型肝炎病毒通过母婴传播，降低婴儿的感染可能性。那么母婴阻断有什么具体操作呢？即新生儿出生后及时进行主动免疫和被动免疫联合。

主动免疫：在新生儿出生 24 小时内、1 个月、6 个月时分别注射乙肝疫苗，注意接种疫苗的时间越早越好，新生儿第一针必须在出生后 24 小时内接种，在 4 小时内注射最好，如果出生 48 小时以后注射，将降低免疫效果。

被动免疫：新生儿在出生 6 小时内注射一次乙型肝炎免疫球蛋白。

26. 大三阳能转阴吗？

乙型肝炎大三阳是指慢性乙型肝炎病人或乙型肝炎病毒携带者体内乙型肝炎病毒的免疫指标，即 HBsAg、HBeAg、HBcAb 三项阳性。大三阳是能转阴的，但转阴率低，其自然转阴的概率就更低了，平均每年只有 1% ～ 2% 的大三阳病人能自然转阴。

◆ 乙型肝炎表面抗原（HBsAg）转阴

表面抗原转阴一般情况下就意味着病人体内的乙型肝炎病毒已经消失，乙型肝炎大三阳病人已经痊愈，但是目前而言，这种可能性比较低，病人需要坚持进行个性化的抗病毒治疗及免疫调节，加大乙型肝炎表面抗原转阴的可能。

◆ 乙型肝炎 e 抗原（HBeAg）转阴

乙型肝炎 e 抗原阳性代表病毒复制活跃。抑制乙型肝炎病毒活跃程度是乙型肝炎大三阳治疗的首要目的之一。而乙型肝炎 e 抗原转阴，需要给予科学而个性化的抗病毒治疗。若乙型肝炎 e 抗原转阴，则说明乙型肝炎病毒的复制受到抑制，传染性下降。但这并不代表病毒的消失，需要持续进行检查及治疗。

◆ 乙型肝炎 HBV-DNA 转阴

HBV-DNA 是反映乙型肝炎病毒情况较为准确的判断标准。若 HBV-DNA 转阴，则意味着乙型肝炎病毒活跃程度下降，甚至病毒停止复制，这意味着乙型肝炎大三阳病人病情得到好转，病毒传染性降低，肝功能也恢复正常。

所以对乙型肝炎大三阳病人来说，不能把希望寄托在自然转阴方面，而是要积极进行抗病毒治疗，进行专业性治疗。

27. 小三阳能转阴吗？

乙型肝炎小三阳通常是指检验项目 HBsAg、HBeAb、HBcAb 三项阳性。对于小三阳转阴，首先，转阴必须经受时间的考验，快速、短时间的转阴并不可靠，最起码也要在半年的时间内不出现反弹。其次，在乙型肝炎病人中，会存在偶尔转阴的情况出现。为了避免这一情况，转阴次数至少要连续 3 次以上，并且每隔 1 个月观察一次，没有反弹的迹象，时间维持半年到 1 年才可靠。最后，在一个地方检验转阴，还要在异地检验，验证是否真正转阴。

乙型肝炎小三阳病人实现自然转阴的案例的确存在，但是这种案例少之又少，几乎可以忽略不计。

所以对于乙型肝炎小三阳病人来说，及时采取科学、合理、适合自己病情的治疗方法进行针对性治疗，才是病人早日康复的唯一路径。

28. 甲乙丙丁戊肝预防顺口溜

肝炎甲乙丙丁戊，传播途径要记住；
血液传播乙丙丁，粪口传播甲和戊；
乙丙丁肝更可恶，硬化肝癌不少数；

最主要的是病毒，破坏肝胞多因素；
临床症状多相似，食欲减退厌油腻；
皮肤发黄尿色深，红色显现在"鱼际"；
恶心呕吐伴腹胀，肝区疼痛倦乏力；
食药制售不能做，远离托幼与保育；
食品卫生最重要，食具消毒不可少；
生的食物不入口，合理膳食营养好；
接触病人要洗手，机体免疫要提高；
劳逸结合莫疲劳，充足睡眠休息好；
非法机构不献血，吸毒绝对不能要；
强身健体多锻炼，情绪心态把握好；
卫生习惯要养成，戒烟戒酒身体好；
相信科学打疫苗，预防接种效果好。

（刘新疆　许传军　陈天武　陆普选）

第 10 章 脊髓灰质炎防治

1. 脊髓灰质炎防治顺口溜

> 脊灰病毒致病原，疫属乙类仅人传；
> 此毒感染嗜神经，小儿麻痹致人残。
> 国家攻关五九年，方舟糖丸做贡献；
> 零零十月世卫宣，中国病毒已阻断。
> 此类顽疾巨讨厌，灭后零八又复燃；
> 尼日利亚再蔓延，疫苗应用很关键。

2. 什么是脊髓灰质炎？

脊髓灰质炎俗称小儿麻痹症，是由脊髓灰质炎病毒引起的一种急性传染病，是人类最早发现的肠道病毒感染的疾病。感染后多无症状，部分病人可发生弛缓性神经麻痹并留下瘫痪后遗症，严重危害儿童健康。

3. 什么是脊髓灰质炎病毒？

脊髓灰质炎病毒指引起脊髓灰质炎的病毒，脊髓灰质炎病毒属于微小核糖核酸病毒科的肠道病毒属。脊髓灰质炎病毒主要通过消化道传播侵犯人体。

4. 脊髓灰质炎的传染源是什么？

人是脊髓灰质炎病毒唯一自然宿主，隐性感染者或轻型瘫瘫痪型病人为主要传染源。90%以上为无症状病毒携带者，其携带的病毒可以存活数周，由于此类病人难以被及时发现，没办法尽早隔离，所以在传播过程中具有重要作用。瘫痪型病人行动不便，在传播上意义不大。

5. 脊髓灰质炎是如何传播的？

脊髓灰质炎病毒主要通过粪 - 口途径传播，发病早期咽部排毒也可以通过空气飞沫传播。感染者粪便带毒时间可达数月，可通过污染的水、食物及日常用品播散。此外，口服的减毒活疫苗在通过粪便排出体外后，在外界环境中有可能恢复毒力，从而感染其他人。潜伏期、瘫痪前期排毒最多，传染性强。

6. 脊髓灰质炎易感人群是哪些？

人群普遍易感，感染后获得持久免疫。

新生儿可以通过母乳获得抗体，从而被动免疫，但这种被动免疫在出生后 6 个月中逐渐消失，故 6 个月以上小儿发病率逐渐增高，5 岁后又下降，到成人时多具有一定的免疫力。

7. 脊髓灰质炎的地域和季节如何分布？

本病广泛分布于全世界，一年四季都有发病，流行高峰在 5 ～ 10 月份，我国在 7 ～ 9 月份发病最多。

8. 脊髓灰质炎的潜伏期有多长？

本病潜伏期为 5 ～ 35 天，一般 9 ～ 12 天。

9. 脊髓灰质炎病毒的毒力如何？

受病毒感染后，绝大多数人（90% ～ 95%）呈无症状的隐性感染，而显性感染者也多为轻症感染（4% ～ 8%），只有少数病人（1% ～ 2%）发生神经系统感染，引起严重的症状和后果。

10. 脊髓灰质炎显性感染的主要临床症状是什么？

临床表现差异较大，可分为三种类型。

轻型：病症似流感，有发热、乏力、头痛、肌痛，有时伴有咽炎、扁桃体炎及胃肠炎症状。症状持续 4～5 天后即退去。

非麻痹型（无菌性脑膜炎型）：病人具有典型的无菌性脑膜炎症状，下肢疼痛，颈痛或背痛，可查出有轻度颈项强直及脑膜刺激症状，脑脊液中淋巴细胞计数增多。

麻痹型：病毒从血液侵入中枢神经系统，当累及脊髓腰膨大部前角运动神经细胞时，则造成肌群松弛、萎缩，最终发展为松弛性麻痹。

在极个别病人中可出现咽、软腭及声带麻痹，病人常因呼吸、循环衰竭而死亡。

11. 脊髓灰质炎能治愈吗？

本病无法治愈，目前尚无药物可控制瘫痪的发生和发展，主要是对症处理和支持治疗。

治疗原则是减轻恐惧，减少骨骼畸形，预防及处理合并症，康复治疗等。

12. 在脊髓灰质炎的治疗过程中应注意什么？

◆ 卧床休息

患病后需卧床持续至热退 1 周，隔离 40 天，以后避免体力活动至少 2 周。

◆ 对症治疗

可使用退热镇痛药、镇静药缓解全身肌肉痉挛、不适和疼痛，适量轻微被动运动有利于避免畸形发生。

◆ 针灸、按摩、功能锻炼及理疗等能促进功能恢复，对于严重肢体畸形可行手术矫正。

13. 脊髓灰质炎后遗症有哪些临床表现？

◆ 肌肉功能的不平衡：如马蹄内翻足畸形、高弓足等。

◆ 肌肉、筋膜的变性挛缩：如髋屈曲外展外旋畸形、脊柱侧弯、膝屈、反屈、外翻、内翻等。

◆ 骨骼发育畸形、缩短畸形、肌肉失用性萎缩等。

14. 脊髓灰质炎后遗症该如何治疗？

脊髓灰质炎后遗症的治疗一般常用的是矫正畸形、肌腱移位两种方法。但不是所有病人都适合，一般要根据病人的患病年龄判断。那么具体应如何治疗呢？

矫正畸形：患儿6～7岁以前尚无自控能力，肌力失衡，经手术矫正后，主动功能意识差，不利于移位肌腱功能恢复，达不到预期治疗目的。此期治疗任务主要是按摩、推拿，促进肌肉血液循环，防止肌萎缩引起关节畸形，可应用支具或石膏逐渐矫正畸形。

肌腱移位：适用于7岁以上患儿，正确的肌腱移位是治疗肌力失衡及防止关节畸形的重要措施。移位的肌腱代替瘫痪肌腱的功能，术后需要通过锻炼来建立瘫痪肌的功能，如股四头肌瘫痪应用屈膝的股二头肌长头肌及半腱肌前移，代替伸膝的股四头肌功能。

15. 脊髓灰质炎后遗症饮食有哪些注意事项？

病人要遵医嘱给予饮食，要从稀软饮食开始，然后至体内逐步适应后再增加其他饮食。应注重不要吃过多的油脂，要合理搭配糖、脂肪、蛋白质、矿物质、维生素等食物，病人应选用高蛋白、高维生素及易消化的食物经过合理的营养搭配及适当的烹调，尽可能提高病人食欲，使病人饮食中的营养及能量能满足机体的需要。

16. 如何预防脊髓灰质炎？

◆ 管理传染源，及时隔离治疗

要力争早期发现病人，及时进行隔离，一般自发病之日起至少隔离 40 天，密切接触者应接受医学观察 20 天。隐性感染者被检出之后，应按病人要求隔离。

◆ 切断传播途径

病人的粪便和呼吸道分泌物，以及污染的物品必须彻底消毒。搞好卫生，消灭苍蝇，加强粪便管理。脊髓灰质炎病毒在人粪、温室、污水中可以存活 4 ～ 6 个月，煮沸、紫外线及各种氧化剂可灭活。

◆ 保护易感人群

本病流行期间，儿童应少去人群众多场所，避免过分疲劳和受凉，推迟各种预防注射和择期的手术等，以免促使顿挫型感染变成瘫痪型。

对所有小儿均应口服脊髓灰质炎减毒活疫苗进行主动免疫。

未服用疫苗而与病人密切接触的小于 5 岁的小儿和先天性免疫缺陷的儿童应及早注射免疫球蛋白，每次 0.3 ～ 0.5 毫升/千克，每天 1 次，连用 2 天，可防止发病或减轻症状。

17. 脊髓灰质炎可以消灭吗？

脊髓灰质炎是少数可以被消灭的疾病之一，那是因为脊髓灰质炎病毒只感染人，没有动物或昆虫宿主，脊髓灰质炎病毒仅在环境中生存非常短的时间，一旦病毒离开人体宿主，它很快会死亡。但是目前脊髓灰质炎尚未在全世界消灭，所以我国仍需继续免疫。由于服用脊髓灰质炎活疫苗仍有 1/200 万到 1/100 万的概率，孩子会因自身免疫缺陷而生病。2016 年 5 月 1 日起，我国将 1 剂次脊髓灰质炎灭活疫苗和 3 剂次二价脊髓灰质炎减毒活疫苗纳入国家免疫规划，这大大降低了孩子们因服用活疫苗致病的概率。

18. 脊髓灰质炎疫苗的故事

美国历史上唯一一位残障人总统富兰克林·罗斯福就是因为突患此病，39 岁正值壮年却终身瘫痪。罗斯福总统设立特别基金会研发疫苗，脊髓灰质炎疫苗也被称为"总统疫苗"。

1955 年，乔纳斯·索尔克（Jonas Salk）开发出了脊髓灰质炎疫苗，用于停止病毒活性。

阿尔伯特·沙宾（Albert Sabin）在 1963 年开发出更容易使用、效果更好的口服疫苗。此后，接种疫苗在许多国家成为一种标准惯例。

19. 脊髓灰质炎疫苗有哪些接种方法？

目前脊髓灰质炎疫苗有两种：减毒脊髓灰质炎活疫苗（OPV）和灭活脊髓灰质炎疫苗（IPV），即所谓的"活疫苗"和"死疫苗"。本疫苗共接种 4 次，对所有小儿均应进行主动免疫。自出生后 2 个月接种 1 次灭活脊髓灰质炎疫苗，3 月龄、4 月龄及 4 周岁各接种 1 次减毒脊髓灰质炎活疫苗。

20. 脊髓灰质炎疫苗接种有哪些注意事项？

接种疫苗时有以下几种情况就不能接种：
◆ 宝宝正患传染病或处于恢复期。
◆ 宝宝有发热或腹泻等急性传染病症状。
◆ 有过敏史的宝宝。
◆ 宝宝患结核病、心脏病、肾病还没有恢复。
◆ 宝宝有麻疹、水痘、化脓性中耳炎等。

21. 什么时候应该去看医生？

◆ 您的孩子还没有完成脊髓灰质炎疫苗的接种。

◆ 您的孩子对脊髓灰质炎疫苗有过敏反应。

◆ 您的孩子在疫苗注射部位出现轻微的发红或还有其他问题。

◆ 您几年前患过脊髓灰质炎，现在有无法解释的虚弱和疲劳。

（卢亦波）

第11章 狂犬病预防

1. 狂犬病防治顺口溜

（一）

狂犬病毒子弹形，疯犬咬后有四症；
惧风畏光怕水声，救治不当定西行。
猫抓犬咬要注意，即刻购苗到防疫；
疫苗肌注三角肌，余针勿漏须按期。
家犬护家或宠伴，定期免疫牌颈拴；
城乡饲养应合法，勿放野外家中圈。

（二）

狂犬病由疯犬传，一旦传染难生还；
可防可控不可治，提前预防是关键；
不惹野猫和野犬，看到立即拔腿走；
宠物猫犬很可爱，咬人伤身又伤财；
疫苗提前打起来，玩耍娱乐两无猜；
男女老少齐重视，和谐生活美常在。

2. 什么是狂犬病？

　　狂犬病（rabies）又称为恐水症，俗称疯狗病，是由狂犬病病毒引起的急性人畜共患传染病。狂犬病主要影响中枢神经系统，人得了狂犬病后的特征性临床表现为恐水、畏光、吞咽困难、狂躁等，最后死于呼吸、循环和全身衰竭。迄今为止，尚没有有效的临床治疗方法，人一旦发病，病死率达100%，病死率是所有传染病中最高的。但是，狂犬病是一种完全可以预防的致死性疾病。

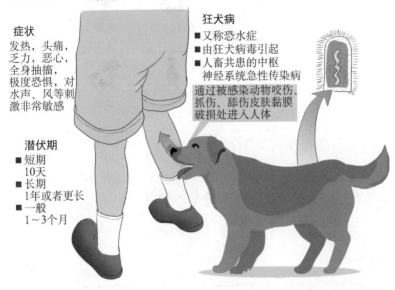

症状
发热，头痛，乏力，恶心，全身抽搐，极度恐惧，对水声、风等刺激非常敏感

潜伏期
- 短期
  10天
- 长期
  1年或者更长
- 一般
  1~3个月

狂犬病
- 又称恐水症
- 由狂犬病毒引起
- 人畜共患的中枢神经系统急性传染病

通过被感染动物咬伤、抓伤、舐伤皮肤黏膜破损处进入人体

3. 哪些动物会传播狂犬病？

我国传播狂犬病的动物主要是犬。99%以上的狂犬病病例是由感染狂犬病病毒的疯犬咬伤引起的，猫咬伤引起的占比非常少，猫抓伤引起的更极其罕见。事实上，几乎所有的温血动物都可以感染狂犬病病毒，但在自然条件下，主要的易感动物是犬科、猫科、鼬科、浣熊科、啮齿类和翼手类动物等，包括犬、猫、狐狸、狼、豹、浣熊、兔子、仓鼠、蝙蝠等。乌龟和蛇等冷血动物不传播狂犬病病毒。此外，鸟类不感染也不传播狂犬病。

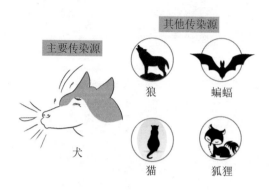

4.狂犬病是怎么感染的?

狂犬病病毒一般是通过破损的皮肤和黏膜来感染人类的,大多数人间狂犬病病例是由患狂犬病的动物咬伤所致,少数为被抓挠或伤口、黏膜被污染所致,因移植狂犬病病人捐赠的器官或组织引起发病也偶有报道,但病毒不能侵入没有损伤的皮肤。

5.被猫或犬咬伤后一定会得狂犬病吗?

犬或猫感染狂犬病病毒后,一般认为可通过唾液腺间歇性排毒,即病犬或病猫唾液中并非随时带有病毒,因此,即使被感染病毒的狂犬咬伤也不一定会有病毒侵入体内。此外,如果被唾液中带病毒的动物咬伤、抓伤或被唾液污染黏膜和新鲜伤口时,及时规范的预防处置也可以尽早清除病毒,避免发病。

6.狂犬病的潜伏期有多久?

人从被带病毒动物咬伤而感染狂犬病病毒到发病的时间被称为潜伏期,潜伏期的长短受多种因素的影响,如伤口的严重程度及其距头面部的远近、感染病毒的数量和病毒的毒力等。总体来说,和其他传染病相比,狂犬病的潜伏期相对较长,可长达数月，也可短为数天。从我国现有的狂犬病病例来说，大多数病例的潜伏期为半年以内，一般为半个月至 3 个月。

7. 被动物咬伤后如何处理最科学？

按照世界卫生组织的推荐，首先要判断受伤的严重程度，然后再据此采取不同的处理措施。伤口处理得越及时，越容易清除侵入伤口的病毒，杀灭的效果也就越好，因此不管伤者是否准备去医院进行处理，在伤后的第一时间自己先处理伤口都是非常重要的。规范的伤口处置和疫苗的接种需到正规的狂犬病暴露预防处置门诊进行。

8. 自己怎样处理伤口，具体应怎么做？

◆ 首先使用一定压力的流动清水（如自来水）彻底清洗、冲洗伤口。

◆ 其次用 20% 的肥皂水或其他弱碱性清洁剂清洗伤口。

◆ 重复以上两步至少 15 分钟。

狂犬病暴露后免疫预防处置：源自《狂犬病预防控制技术指南（2016 版）》。

暴露类型	接触方式	暴露程度	暴露后免疫预防处置
I	符合以下情况之一者：①接触或喂养动物[a, b]；②完整皮肤被舔舐；③完好的皮肤接触狂犬病动物或人狂犬病病例的分泌物或排泄物	无	确认接触方式可靠则不需要处置
II	符合以下情况之一者：①裸露的皮肤被轻咬；②无出血的轻微抓伤或擦伤	轻度	①处理伤口；②接种狂犬病疫苗

续表

暴露类型	接触方式	暴露程度	暴露后免疫预防处置
Ⅲ	符合以下情况之一者：①单处或多处贯穿皮肤的咬伤或抓伤 c；②破损的皮肤被舔舐；③开放性伤口或黏膜被唾液污染（如被舔舐）；④暴露于蝙蝠 d	严重	①处理伤口；②注射狂犬病被动免疫制剂（抗狂犬病血清/狂犬病人免疫球蛋白）；③注射狂犬病疫苗

　　a. 暴露于啮齿类动物、家兔或野兔时通常无须接受狂犬病暴露后免疫预防

　　b. 禽类、鱼类、昆虫、蜥蜴、龟和蛇不会感染和传播狂犬病（美国 CDC 明确指出，所有的哺乳动物都可患狂犬病。禽类、鱼类、昆虫、蜥蜴、龟和蛇不属于哺乳动物，不会感染和传播狂犬病）

　　c. 发生在头、面、颈部、手部和外生殖器的咬伤属于 Ⅲ 级暴露（世界卫生组织推荐）；由于头、面、颈、手和外生殖器部位神经丰富，建议这些部位的暴露属于 Ⅲ 级暴露

　　d. 暴露于蝙蝠属于Ⅲ级暴露

9. 已经准备去医院，还需要自己先处理伤口吗？

　　伤口处理得越及时，对侵入伤口的病毒的清除和杀灭效果就会越好，因此不管伤者是否准备去医院进行处理，在伤后的第一时间自己先处理伤口都是非常重要的。

10. 接种狂犬病疫苗要打几针？怎么打？

　　我国批准上市的狂犬病疫苗的暴露后免疫程序包括"5 针法"和"2-1-1"程序。

　　◆"5 针法"程序：第 0、3、7、14 和 28 天各接种 1 剂，共接种 5 剂。

　　◆"2-1-1"程序：第 0 天接种 2 剂（左、右上臂三角肌各接种 1 剂），第 7 天和第 21 天各接种 1 剂，共接种 4 剂（此程序只适用于我国已批准可以使用"2-1-1"程序的狂犬病疫苗产品）。

◆ 肌内注射。2 岁及以上儿童和成人在上臂三角肌注射；2 岁以下儿童可在大腿前外侧肌注射。 每剂 0.5 毫升或 1.0 毫升（具体参照产品规格或产品说明书）。

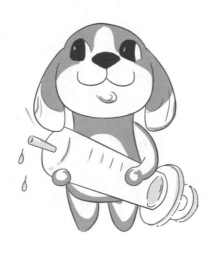

11. 接种疫苗延迟了几天怎么办？

狂犬病疫苗接种应当按时完成全程免疫，按照程序正确接种对人体产生抗狂犬病的免疫力非常关键，如某一针次延迟一天或者数天，其后续针次接种时间按原免疫程序的时间间隔相应顺延。

12. 接种狂犬病疫苗有哪些禁忌？

狂犬病为致死性疾病，暴露后狂犬病疫苗使用无任何禁忌，但接种前应充分询问受接种者个体基本情况（如有无严重过敏史、其他严重疾病等）。即使存在不适合接种疫苗的情况，也应该在严密监护下接种疫苗。如果受种者对某一品牌疫苗的成分有明确过敏史，应更换无该成分的疫苗品种。

13.咬伤人的动物以前注射过兽用狂犬病疫苗，人还需要预防处置吗？

目前，猫、犬等动物需要每年定期接种正规且合格的兽用狂犬病疫苗才能有效预防动物狂犬病的发生。如果动物每年接种狂犬病疫苗的资料齐全，能够证明预防接种的动物免疫有效，人被这样的动物咬伤、抓伤的话，可以只进行伤口的处置而不接种疫苗。当无法对动物接种兽用狂犬病疫苗后的免疫效果进行评价时，无论伤人动物是否进行过免疫，伤者都必须处理伤口、注射狂犬病疫苗和（或）注射被动免疫制剂。

14.以前打过狂犬病疫苗，又被猫犬抓伤，需要重新打疫苗吗？

◆ 初次疫苗接种过程中，完成全程疫苗接种。

◆ 疫苗接种半年后，无须重新接种。

◆ 疫苗接种后半年到一年，当天和第 3 天各接种 1 剂疫苗。

◆ 疫苗接种后 1 ～ 3 年，当天、第 3 天和第 7 天各接种 1 剂疫苗。

◆ 疫苗接种后超过 3 年，需重新接种。

15.全程接种中混用不同品牌疫苗，可以吗？

全程接种中尽量不混用不同品牌的疫苗，当遇不可避免的情况时，可以换用不同品牌的疫苗。不建议就诊者携带狂犬病疫苗至异地注射。

16.打完疫苗后，有不良反应怎么办？

及时联系医生，听从医生专业指导意见，切勿盲目相信网上的信息。

17. 不养宠物的普通市民该如何预防狂犬病呢?

◆ 不要激惹犬和猫, 避免被咬伤。

◆ 不要私自处理病死 (疯) 犬、猫。

◆ 广大家长应教育并照管好儿童, 不要因好奇而激惹、接触危险动物, 如被咬伤或抓伤一定要及时报告家长。

◆ 不要接触、收养来历不明的流浪犬、猫等动物。

◆ 一旦发现病犬咬人事件, 应注意个人安全, 并向公安等部门报告。

18. 喜欢养宠物或经常接触动物的市民该怎样预防狂犬病呢?

◆ 文明养犬, 外出时系上犬链及为犬戴上犬口罩, 以防咬伤他人。

◆ 主动前往有资质的兽医门诊为犬、猫接种兽用狂犬病疫苗。

◆ 人与宠物犬都要避免被流浪犬、猫或野生动物咬伤。

◆ 如果您家里养了猫、犬, 或者您从事的是兽医、动物驯养师等经常接触动物的职业, 建议您接种人用狂犬病疫苗进行暴露前免疫。

19. 吃犬肉会得狂犬病吗?

狂犬病病毒主要存在于疯犬的唾液中, 人在宰杀和剥犬皮的过程中易被病犬的分泌物污染, 从而感染狂犬病, 国内外均有报道因宰杀和剥皮而感染狂犬病死亡的病例。吃犬肉染上狂犬病只在下列情况下有可能发生: 吃的是没有经过检疫、带有病毒的野犬; 食客的胃或口腔黏膜有伤口, 如有溃疡时吃到半生不熟、带有病毒的犬肉。

20. 健康的犬、猫会不会得狂犬病?

不会。首先,犬不是天生带有狂犬病病毒。对动物来说,狂犬病也是传染病,是通过与带病毒动物撕咬后经唾液传染的,同时得病后也会 100% 死亡。唯一例外的是蝙蝠。所以家里健康的猫、犬是不会携带狂犬病病毒的。

21. 被兔子、老鼠、松鼠、宠物猪等动物咬伤需不需要打疫苗?

兔子、老鼠、松鼠、宠物猪、蝙蝠、猫鼬等哺乳动物均可感染并传播狂犬病病毒,是需要视具体情况打疫苗的。乌龟和蛇等冷血动物不传播狂犬病病毒,未见鸡和鸟传播狂犬病病毒的报道,被鸟类或鸡咬伤或抓伤后不需给予狂犬病暴露处置,但要进行伤口处置。

22. 被人咬了是不是需要打疫苗?

假如被确诊的狂犬病病人咬伤,需要给予狂犬病暴露处置,需要打疫苗。假如因打架被人咬伤,不需要打疫苗,报警会比较明智一些。

(田玉亭 许传军 李占峰)

第12章 流行性乙型脑炎和流行性脑脊髓膜炎防治

1. 流行性乙型脑炎和流行性脑脊髓膜炎防治顺口溜

（一）

流脑乙脑常并称，其实本是两个病；

前菌后毒致疫病，脑膜实质部位迥。

流脑球菌童间传，患儿四早查病原；

三晒一开强锻炼，预防接种保平安。

乙脑病毒侵童染，蚊虫叮咬来播传；

预防此病两方面，灭蚊接种才安全。

（二）

乙型脑炎危害大，正确认知不可怕。

搞清传染因与果，群防群控消灭它。

人畜共患来势猛，夏秋多雨蚊嚣张。

蚊虫病猪携病毒，又叮翁幼传疾患。

发热头痛伴呕吐，神志恍惚莫轻视。

求助医生需及时，切莫坐等把病误。

乙脑可防又可控，早诊早治恢复好。

科学防控抓要点，整治环卫最关键。

首先控制传染源，隔离治疗防扩散。

传播途径要切断，消毒杀虫为重点。

易感人群数要减，接种疫苗最简单。
合理膳食睡眠好，免疫能力才提高。
全民健康意识强，综合发展奔小康！

2. 什么是流行性乙型脑炎？

流行性乙型脑炎（epidemic encephalitis B）简称乙脑，是一种严重危害人类（特别是儿童）健康的病毒性脑炎，病死率高达 20% ～ 30%，幸存者中 30% ～ 50% 会出现失语、意识障碍、肢体瘫痪等永久性神经或精神后遗症。本病主要分布在亚洲远东和东南亚地区，经蚊传播，多见于夏秋季，属于血液传染病。全球约有 30 亿人居住在流行区，发病率最低不到 10/10 万，最高在 100/10 万以上。印度、尼泊尔、越南、柬埔寨等国乙脑呈周期性高度地方性流行，近年扩展到澳大利亚，对公共健康构成很大的威胁。我国除新疆、西藏、青海外均为乙脑疫区，成都平原及四川东北部主要是在 1963 ～ 1980 年为四川省乙脑高发区，后来随着疫苗的广泛使用，巴中、南充、达川、广安、宜宾和遂宁等边远贫困地区成为乙脑高发区。

3. 流行性乙型脑炎是什么原因引起的？

乙脑的病原体是日本乙脑病毒，最早于 1934 年在日本发现，属于黄病毒科，黄病毒属，是单股正链 RNA 病毒。黄病毒科是从披膜病毒科中分离出来的，包括 3 个属，即黄病毒属、瘟病毒属和类丙肝病毒属。黄病毒属包括 70 多种病毒，大多是人的致病病毒，主要有黄热病毒、日本乙脑病毒、西尼罗病毒和登革热病毒。基因组约为 11 000nt，包含一个编码多蛋白的 ORF 基因。整个基因组编码 3 个结构蛋白（C、M、E）和 7 个非结构蛋白（NS1、NS2a、NS2b、NS3、NS4a、NS4b、NS5）。病毒由脂质双层包裹核衣壳，基因组 5′ 端的帽子结构对感染性和稳定性无影响，其后是保守的 AG 序列。3′端不含 polyA 尾。

4. 感染流行性乙型脑炎后有什么临床表现？

高热、抽搐、呼吸衰竭是乙脑的三大重要症状。典型病例的病程可分为 4 个阶段。

初期：起病急，体温急剧上升至 39 ～ 40℃，伴头痛、恶心、呕吐、嗜睡等，病程 1 ～ 3 天。

极期：体温持续上升，可达 40℃以上。可发生嗜睡、昏睡乃至昏迷。重症病人可出现全身抽搐、强直性痉挛，甚至中枢性呼吸衰竭。

恢复期：极期过后体温逐渐下降，精神、神经系统症状逐日好转。经过积极治疗大多数症状可在半年内恢复。

后遗症期：主要有失语、瘫痪、智力障碍、癫痫等，癫痫后遗症可持续终身。

5. 流行性乙型脑炎怎么传播呢？

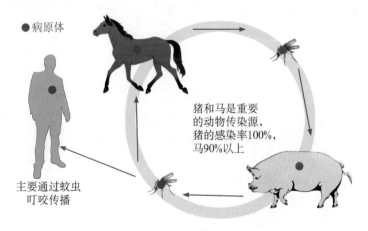

●病原体

猪和马是重要的动物传染源，猪的感染率100%，马90%以上

主要通过蚊虫叮咬传播

乙型脑炎的传播

宿主及传染源：主要传染源是家畜，其中猪是导致人感染最重要的传染源。猪感染乙型脑炎病毒 3～5 天后可发生病毒血症，此时蚊虫吸血后可带毒，人被携带乙型脑炎病毒的蚊子叮咬而感染。蚊虫既是本病的传播媒介，也是病毒的储存宿主。

传播途径：蚊虫叮咬是主要的传播途径，在我国三带喙库蚊是乙型脑炎的主要传播媒介。

易感人群：人群对乙型脑炎病毒普遍易感，感染后可获得持久性免疫力。10 岁以下（2～6 岁）儿童多见（80%）。目前由于儿童预防接种的普及，乙型脑炎已由传统的儿童传染病转向成年人甚至老年人。

6. 被叮咬过乙型脑炎病人的蚊子叮咬了会不会得乙型脑炎？

一般不会，由于人被感染后仅发生短期病毒血症，且血中病毒数量较少，并绝大部分呈隐性感染，因此，病人及隐性感染者作为传染源的意义不大。

7. 被携带乙型脑炎病毒的蚊子叮了一定会得乙型脑炎吗？

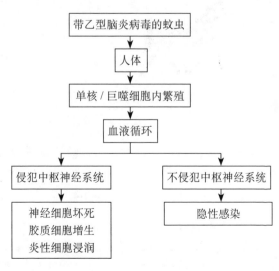

人群多为隐性感染，比例为 1 ： 300 ～ 1 ： 2000。绝大多数感染者会呈现隐性或亚临床感染，仅有少数出现典型乙型脑炎症状。

8. 流行性乙型脑炎靠什么诊断呢？

目前乙型脑炎的确诊主要依赖于血清学检测、病毒分离培养、分子生物学方法等。血清学主要是检查病人血清或脑脊液中乙脑病毒的特异性抗体、急性期血清中的 IgM 抗体，血清学检测的操作烦琐、耗时，黄病毒之间存在血清学交叉反应，对检测效果有一定的影响。分子生物学检测具有敏感性高、特异性强的特点，适合乙型脑炎的快速检测。分子生物诊断技术主要有 RT-PCR、反转录环介导等温扩增（RT-LAMP）、DNA 芯片等。RT-PCR 具有敏感性高、特异性强、操作简便等特点，适用于乙型脑炎的快速检测。

诊断及确诊依据：高热 + 意识障碍 + 夏秋季发病 + 特异性 IgM 抗体阳性 = 乙型脑炎。

9. 如何治疗流行性乙型脑炎？

本病尚无特效抗病毒药物，积极的对症治疗和护理是基本措施，重点是处理好高热、抽搐和呼吸衰竭。

◆ 一般治疗：隔离、观察、强化护理、营养补液。

◆ 对症治疗

高热：以物理降温为主。

抽搐：脑水肿给予脱水、给氧处理；脑实质病变给予地西泮、水合氯醛和苯妥英钠对症处理。

呼吸衰竭：通畅气道，可用中枢呼吸兴奋剂，行插管或气管切开并辅助呼吸机呼吸。

脑水肿和颅内压增高：同时用 20% 甘露醇静脉滴注。

◆ 恢复期和后遗症期：加强护理、营养；防止压疮和呼吸道、尿路感染。

10. 如何预防流行性乙型脑炎？

◆ 接种疫苗是预防乙型脑炎的最佳手段。乙型脑炎疫苗可以分为乙型脑炎减毒活疫苗和乙型脑炎灭活疫苗。两种疫苗都是《扩大国家免疫规划实施方案》中推荐的疫苗，都能有效预防乙型脑炎。

◆ 搞好环境卫生，积极消灭蚊虫。

◆ 预防蚊虫叮咬，做好个人防护。将驱蚊剂喷涂在裸露皮肤处，特别是耳后、颈部等部位，一般室外环境间隔 2～4 小时涂抹一次。一般蚊虫叮咬后的处理主要是止痒，可外涂清凉油、风油精等。如果发生局部肿胀、感染、发热、皮疹等症状，须及时就医。

◆ 应避免在居住处附近养殖牲畜，采用人畜分离健康养殖模式。

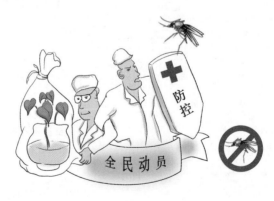

11. 有哪些乙型脑炎疫苗？自费疫苗一定比免费疫苗好吗？

乙型脑炎疫苗共有三种：鼠脑组织培养的乙型脑炎灭活疫苗、细胞培养的乙型脑炎灭活疫苗（包括鼠肾细胞和 Vero 细胞）和乙型脑炎活疫苗。后两种疫苗其实只有中国生产，而鼠脑组织疫苗有明显不良反应，我国早已淘汰。

我国各省免费提供的乙型脑炎疫苗是活疫苗，分别是 8 月龄和 2 岁各接种 1 剂；灭活疫苗以自费疫苗形式存在。世界卫生组织认为，活疫苗已经接种 2 亿多儿童，其效果和安全性证据充分，且只需 1 剂或 2 剂即可诱导长达数年的免疫保护。而鼠脑提纯乙型脑炎疫苗则需要 2 ～ 3 剂初始免疫，之后每 3 年左右加强免疫 1 次才能达到持久的保护。鼠脑乙型脑炎疫苗的价格要高于活疫苗，且需要多次接种，其费用是多数国家所不能承受的。

如果将世界卫生组织的意见总结为一句话，那就是乙型脑炎活疫苗物美价廉，自费的不一定就是最好的！

12. 什么是流行性脑脊髓膜炎？

流行性脑脊髓膜炎（epidemic cerebrospinal meningitis）简称流脑，是由脑膜炎奈瑟菌感染引发的一种急性呼吸道传染病，同时也是一种化脓性脑膜炎。多发生于冬春季节，病人的主要临床表现为发热、头痛、呕吐、皮肤黏膜瘀斑等症状，特别是暴发型流脑具有起病严重、病势凶险、病死率高的特点。在脑膜炎球菌所致各种感染性疾病中，脑膜炎约占 47.3%，是一种严重危害人类健康的疾病，该病的潜伏期为 2 ～ 3 天。

中国曾是流脑高发国家之一，新中国成立后曾发生过 4 次较大的 A 群流脑流行，其中 1967 年流脑发病率最高达 403/10 万。自 1985 年采取以接种 A 群脑膜炎球菌多糖疫苗为主的综合措施后，全国流脑报告发病率持续下降，1990 年起全国流脑报告发病率开始下降到 1/10 万以下，2000 ～ 2005 年下降至 0.5/10 万以下，2007 年我国将 A 群、A+C 群流脑多糖疫苗纳入儿童免疫规划，2009 年降至 0.05/10 万以下，2012 ～ 2014 年降至 0.02/10 万以下。

13.流行性脑脊髓膜炎是什么原因引起的?

流脑的病原菌为脑膜炎双球菌,又称为脑膜炎奈瑟菌,为肾形或豆形革兰氏阴性双球菌,一般寄居在人体鼻咽部,是细菌性脑膜炎和败血症等疾病的主要致病因素。该病菌分为13个血清群,我国以A群为主,A群曾引发世界各地流脑的大流行,常分布于非洲、亚洲等国家,目前非洲"脑膜炎地带"仍是致流脑流行的最主要区域,在所有病例中的占比达95%以上。脑膜炎双球菌由呼吸道侵入人体,自鼻咽部进入血液循环,引起败血症,最终侵犯脑膜和脊髓膜而引发流脑。

14.感染流行性脑脊髓膜炎后的临床表现有哪些?

临床上分为普通型、暴发型、轻型和慢性型。普通型按其过程可分为前驱期、败血症期、脑膜炎期、恢复期,但不易严格区分。

前驱期(1～2天):细菌由呼吸道侵入机体,引起低热、咽痛、咳嗽、鼻塞等上呼吸道症状。

败血症期(1～2天):细菌侵入机体,进入血液引起败血症,导致感染中毒症状,如高热、寒战、头痛及精神差等。皮肤黏膜出现瘀点、瘀斑。

脑膜炎期(2～5天):此期感染中毒症状及皮肤、黏膜的瘀点、瘀斑仍存在。细菌通过血脑屏障最终侵犯脑膜,出现烦躁不安、剧烈头痛、呕吐等中枢神经系统症状,脑膜刺激征阳性。重者可有谵妄、昏迷及抽搐。

恢复期(1～3周):经治疗后体温逐渐正常、症状好转,皮肤瘀点、瘀斑逐渐吸收,溃烂部分结痂愈合。

暴发型流脑最凶险,其中休克型以感染性休克为主要表现,如面色苍白、四肢冷、血压降低等;脑膜脑炎型主要表现为脑膜及脑实质损害,可迅速进入昏迷期,出现反复惊厥,严重者可发生脑疝；混合型则兼有以上表现。

轻型流脑、慢性败血症型流脑较少见，前者表现一般仅有低热、轻微头痛及咽痛等上呼吸道症状，皮肤可有少数出血点，无意识障碍；后者病程可持续数周至数月，表现为间歇性发热、瘀点及关节痛。

15. 孩子出现哪些症状需格外注意？

起病急、发热至39℃以上、头痛、寒战、喷射性呕吐及皮肤黏膜瘀点、瘀斑和颈项强直等脑膜刺激征；幼儿还可出现烦躁不安、哭闹、尖叫、拒乳、皮肤感觉过敏及惊厥、精神极度萎靡等症状。出现以上症状，请家长带孩子及时到医院就诊。

16. 流行性脑脊髓膜炎怎么传播呢？

传染源：带菌者和病人是本病的传染源。细菌感染后主要存在于人鼻咽部，流行期间人群带菌率较高，带菌者是传染的主力军。

传播途径：病原菌主要通过飞沫传播，如咳嗽、打喷嚏、说话等。因此，人口密集、空气流通差、阳光缺乏均为本病传播的有利条件。密切接触则是2岁以下婴幼儿的主要传播方式。

易感人群：人群普遍易感，儿童发病率高，6月龄至2岁时发病率最高。成人在多次流行隐性感染过程中获得免疫力。

17. 流行性脑脊髓膜炎靠什么诊断呢？

根据流行病学史、临床表现及实验室检查可将流脑分为疑似病例、临床诊断病例、确诊病例。

春季是流脑的主要流行季节，遇到临床表现为发热、头痛、呕吐及脑膜刺激征阳性的病人，应当仔细询问流行病学接触史。如果病人的居住地有流脑发生或流行，或是在发病前10天有流脑流行地区的居住史或旅行史，需要高度警惕流脑的可能。一旦血常规表现为白细胞总数及中性粒细胞计数明显升高，或者脑脊液常规提示化脓性改变，这样的病例就可以诊断为流脑疑似病例。

流脑疑似病例如果伴有皮肤、黏膜的瘀点、瘀斑改变则可诊断为流脑临床诊断病例。对于疑似病例及临床诊断病例进行进一步病原学检查，如病原学直接或间接检测阳性、免疫学检测特异性多糖抗原阳性、特异性抗体检测恢复期较急性期呈 4 倍或 4 倍以上升高，可诊断为流脑确诊病例。

诊断要点：冬春季发病＋头痛呕吐＋脑膜刺激征＝流脑。

18. 如何治疗流行性脑脊髓膜炎？

◆ 一般治疗：呼吸道隔离措施，维持足够液体量及电解质平衡。

◆ 病原治疗：应早期、足量应用细菌敏感又能透过血脑屏障的抗菌药物。青霉素不易透过血脑屏障，需大剂量使用才能达到有效治疗浓度。头孢菌素用于病情较重或不能用青霉素、氯霉素的病人。氯霉素较易通过血脑屏障，适用于对青霉素过敏的病人。用药期间注意监测血常规，防止出现骨髓抑制。

◆ 对症治疗：高热时给予物理降温，惊厥者适当应用镇静药。颅内压增高者应用脱水药降颅内压。

◆ 抗休克治疗：补充血容量；纠正酸中毒；应用血管活性药、糖皮质激素；行抗 DIC 的治疗；保护重要脏器。

◆ 脑膜炎型：减轻脑水肿、防止脑疝及呼吸衰竭。

19. 如何预防流行性脑脊髓膜炎？

◆ 养成良好的个人卫生和生活习惯，如饭前便后及接触脏东西后要勤洗手。

◆ 定时开窗通风，保持室内空气新鲜。

◆ 流行期间应避免去人群密集场所，如出现相关症状应及时就医，并减少接触他人，尽量居家休息。

◆ 按相关接种要求及时和全程接种疫苗，疫苗预防以15岁以下儿童为主要对象，新兵入伍及免疫缺陷者均应注射。

◆ 合理睡眠，科学饮食，加强锻炼，增强自身免疫力。

20. 预防的疫苗有哪些？

目前用于预防的疫苗有多糖疫苗和结合疫苗两种，多糖疫苗有 A 群、A+C 群、A+C+Y+W135 群 3 个品种；结合疫苗有A+C 群结合疫苗。易感人群在流行季节到来之前接种流脑疫苗，接种后 90% 以上的人都会得到保护。A 群流脑多糖疫苗和A+C 群流脑多糖疫苗为国家一类疫苗，也就是免费疫苗。A 群流脑多糖疫苗接种 2 剂次，分别于 6 月龄、9 月龄各接种 1 剂。A+C 群流脑多糖疫苗接种 2 剂次，分别于 3 周岁、6 周岁各接种 1 剂。

21. 怎样区别"流脑"与"流感"？

流脑是冬、春季节常见的呼吸道传染病。多发生于 15 岁以下的少年儿童，只有少数成人发病。脑膜炎所带有的双球菌通常寄生在病人和健康带菌者的鼻咽部，当这些人讲话、咳嗽、呼吸、打喷嚏时，病菌随着飞沫飘散在空气中，健康人吸入后，在抵抗力降低的情况下就会感染发病。

流感则是由流感病毒引起的呼吸道常见病。冬、春两季发病率很高。发热、畏寒、头痛、咽痛、咳嗽是流感的主要症状。而流脑的初期症状主要表现为发热、头痛、咽痛、上呼吸道分泌物增多、流涕、咳嗽等，很像感冒。因此常不被人重视，常有人视流脑为感冒，延误了治疗。因此，流脑发生季节如有感冒表现也应及时就医。

22. 流行性脑脊髓膜炎还需要与什么疾病鉴别诊断？

与流行性乙型脑炎鉴别可通过血清特异性抗体检测及乙型脑炎病毒病原学检查；与其他细菌所致的化脓性脑膜炎鉴别可通过脑脊液或血液的病原学检查。结核性脑膜炎起病相对缓慢，病程较长，多数病人的临床表现为低热、盗汗及消瘦等结核中毒症状，结核性脑膜炎的脑脊液常规检查静置后可表现为磨玻璃样改变，另外，结核杆菌的特异性病原检测可协助鉴别诊断。

（殷小平　卓利勇）

第13章 登革热和流行性出血热防治

一、登革热防护

1. 登革热防护顺口溜

> 登革病毒致该病，病毒种类有四型；
> 装腔作势为病态，西班牙语绘病名。
> 热带亚热带流行，东南沿海多此病；
> 带毒伊蚊叮传播，灭蚊防咬唯一径。

2. 什么是登革热？

登革热（dengue fever，DF）俗称断骨热，1869 年命名，属于《中华人民共和国传染病防治法》规定管理的乙类传染病，是由登革病毒（dengue virus，DENV）引起的急性传染病，主要通过埃及伊蚊和白纹伊蚊传播。临床表现主要为高热、头痛、肌肉和关节痛、皮疹、淋巴结肿大及白细胞减少等，严重者可出现出血或休克，甚至死亡。该病主要流行于热带和亚热带地区，目前全球已有 100 多个国家和地区有此病例发生，有 25 亿～ 30 亿人处于登革病毒感染的危险中。

登革热病例描述最早见于 1779 年，1869 年命名为登革热，起源于西班牙语，形容病人因发热、关节痛和走路的步态有些像装腔作势的样子而得名。

3. 登革病毒有什么特征？

登革病毒属于黄病毒科黄病毒属。登革病毒颗粒呈球形，直径为 45 ～ 55 纳米。登革病毒共有 4 个血清型（DENV-1、DENV-2、DENV-3 和 DENV-4），4 种血清型均可感染人，其中 DENV-2 型重症率及病死率均高于其他型，在我国登革热疫情中 4 种血清型均有流行，但以 DENV-1 型流行为主。

登革病毒对寒冷抵抗力强，但不耐热，50℃ 30 分钟或 100℃ 2 分钟均可使之灭活；不耐酸、不耐醚，用乙醚、乳酸、高锰酸钾、0.05% 福尔马林或紫外线均可以灭活之。病毒在 pH 7 ～ 9 时最为稳定，在 - 70℃ 或冷冻干燥状态下可长期存活。

4. 登革热是怎样传给人的？

登革热的传染源主要是各种类型的病人和隐性感染者。登革热的传播媒介为伊蚊，其中主要是埃及伊蚊和白纹伊蚊。它们均具有很强的传播登革病毒的能力，埃及伊蚊和白纹伊蚊叮咬过带有登革病毒的人之后，病毒在蚊体内增殖后即具有传染性，此时带有病毒的蚊媒再叮咬其他健康人就实现了登革病毒的传播。

登革热病人、隐性感染者及带毒的媒介伊蚊可以携带病毒，通过伊蚊叮咬传播，人群普遍易感，部分人群不发病，隐性感染者依然具有传染他人的危险，所以登革病毒能广泛传播。

5. 我国登革热流行史如何？

登革热流行于全球热带和亚热带地区。我国的首次登革热疫情出现在 1873 年的厦门，自 1978 年以来，我国几乎每年都有登革热疫情报道，季节发病高峰主要为 8 ～ 11 月。流行地区主要为我国东南沿海省份和我国台湾，尤其是广东省成为登革热的重灾区。

6. 如何阻断登革病毒传播？

隔离登革热病人，及早发现及隔离隐性传染者；杀灭伊蚊；注意驱蚊防蚊，增强个人体质。

7. 登革热的临床分期及表现是什么？

登革热潜伏期一般为 3 ～ 15 天，多数为 5 ～ 8 天。典型的登革热病程分为三期，即急性发热期、极期和恢复期。

临床表现：

◆ 急性发热期：病人通常急性起病，首发症状为发热，可伴畏寒，24 小时内体温可达 40℃。部分病例发热 3 ～ 5 天后体温降至正常，1 ～ 3 天后再度上升。发热时可伴头痛，全身肌肉、骨骼和关节疼痛，明显乏力，并可出现恶心、呕吐、腹痛、腹泻等胃肠道症状。急性发热期一般持续 2 ～ 7 天。于病程第 3 ～ 6 天在颜面四肢出现充血性皮疹或点状出血疹。

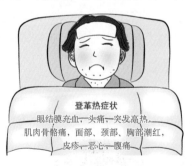

登革热症状
眼结膜充血、头痛、突发高热、
肌肉骨骼痛，面部、颈部、胸部潮红，
皮疹、恶心、腹痛

◆ 极期：部分病人高热持续不缓解，或退热后病情加重，严重者可发生休克及其他重要脏器损伤等。极期通常出现在疾病的第 3 ～ 8 天。出现腹部剧痛、持续呕吐等重症预警指征常提示极期的开始。

◆ 恢复期：极期后的 2 ～ 3 天，病人病情好转，胃肠道症状减轻，进入恢复期。部分病人可见针尖样出血点，下肢多见，可有皮肤瘙痒。

8. 如何自我判断有无登革热感染？怎样应对？

登革热的临床特点为起病急，高热，头痛，肌肉、骨关节剧烈酸痛，皮疹，甚至有些病人表现为消化道大出血和出血性休克，如果有蚊虫叮咬病史及可疑症状，需及时到正规医疗机构检查、就诊。

9. 如何能有效杀灭伊蚊？登革热如何预防？

有效杀灭伊蚊：清理积水，因为积水是蚊子滋生的天堂。搞好卫生，保持所处区域的清洁，防止蚊子活动。在蚊子活动密度较高的地方适当地使用化学药剂以灭蚊。

登革热预防：

◆ 有效杀灭伊蚊。

◆ 搞好卫生，保持所处区域的清洁，防止蚊子活动。

◆ 在蚊子活动密度较高的地方适当地使用化学药剂以灭蚊。

◆ 可以在当地使用驱蚊剂，防止蚊子叮咬。

◆ 所处区域疫情发生时，不要到比较潮湿或者是有积水的地方（蚊子的滋生地）去。

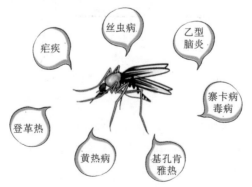

◆ 所处区域疫情发生时，尽量不要剧烈运动，以防止身体过多分泌乳酸而招蚊子，而且要少喝酒。

◆ 在疫情发生时，避免进入疫区。

◆ 发现感染者必须及时报告，同时要快速隔离（安置区域尤其要注意灭蚊）。

◆ 当自己出现登革热的症状时，及时检查、就诊。

10. 如何做好个人防护？

◆ 使用化学性驱蚊剂、物理防护（如蚊帐或穿长袖衣裤防止皮肤外露）或生物制剂驱蚊、灭蚊，防止蚊子叮咬。

◆ 首先避免进入疫区，如身处疫情区域，不要到比较潮湿或者是有积水的地方（蚊子的滋生地）去，尽量不要剧烈运动，以防止身体过多分泌乳酸而招蚊子。

◆ 发现身边感染者及时上报，同时要快速隔离感染者或携带者（安置区域尤其要注意灭蚊）。

◆ 合理安排饮食作息，加强体育锻炼，增强自身体质。

◆ 目前，国内尚未见应用疫苗的报道。但国外 2015 年底，已有疫苗在巴西、菲律宾等登革热流行区域获批上市，随后又先后在欧盟及其他 19 个国家和地区获批；有一款减毒活性疫苗于 2019 年 5 月经美国食品药品监督管理局也已获批，用于 9～16 岁人群的预防；但疫苗仅可用于曾经感染过登革病毒的人，病人接种前须先接受相关检测，用以预防二次登革病毒感染。否则，接种该疫苗可能会加重儿童未来感染登革病毒时的症状。

二、流行性出血热防治

1. 流行性出血热防治顺口溜

汉坦病毒致此病，八二世卫统命名；
小毛血管广损害，热血低压损肾征。
预防此疫简易行，除鼠灭螨须干净；
流行季节之疫区，易感人群疫苗种。

2. 什么是流行性出血热？

流行性出血热（epidemic hemorrhagic fever，EHF）又称为肾综合征出血热，是一种病毒病，属于乙类传染病。病原体为汉坦病毒属的单链 RNA 病毒；病理表现为全身血管、毛细血管广泛损害，肾脏病变最为显著；临床主要表现为发热、出血、低血压休克及急性肾衰竭；鼠为主要传染源；已有疫苗可以预防。我国疫区广泛，冬春季为发病高峰期。

3. 引起流行性出血热的病毒有几种？

病原体为汉坦病毒属的单链 RNA 病毒，引起流行性出血热的病毒有 10 余种，病毒呈圆形或椭圆形，直径为 78 ～ 210 纳米，平均 122 纳米。在我国主要为汉坦病毒（Ⅰ型，野鼠型）和汉城病毒（Ⅱ型，家鼠型），病毒直径稍大。

4. 流行性出血热是如何传播的？

人类对病毒普遍易感，每个人均可感染流行性出血热相关病毒，主要通过接触持续感染无症状老鼠的尿、粪便、唾液等，经过破损的皮肤、胃肠道或通过呼吸道进行传播；或通过老鼠身上寄生的带毒螨虫叮咬或经母婴垂直传播。

但发病主要取决于人的生活工作习惯和动物的生活习性。如果带毒的鼠类主要栖息于农田，人感染则主要与农业活动有关；如果带毒的鼠类动物栖息在人的家内或其他建筑物内，则感染主要发生在居家环境中。因此，应积极开展宣传教育，提高个人防护意识，针对性地做好个人防护，可显著降低发病率。

5. 流行性出血热的发现及命名

流行性出血热最早在 20 世纪 30 年代初于中苏边境及北欧发现；1932 年 Churilov 最早做了临床描述。曾误认为是出血性疟疾，曾命名为孙吴热、黑河热、满洲出血热等，1942 年改为流行性出血热。

1982 年世界卫生组织在东京会议上，将中国的流行性出血热、苏联的出血性肾炎、朝鲜的出血热、欧洲的流行性肾病、南斯拉夫的流行性肾炎等统一命名为肾综合征出血热。

1983 年，我国合肥会议上决定保留现名；1994 年卫生部决定改用世界卫生组织的命名，但在政府行文、疫情报告及大众媒体宣传中仍采用现名，译名和病原名称等与国际上统一名称。2013 年版《中华人民共和国传染病防治法》沿用流行性出血热至今。

6. 国际国内的流行情况如何？

20 世纪 30 年代初，在中苏边境、我国黑龙江流域最早发现此病，1932 年，侵华日军在东北森林草原地带发现此急性传染病，误诊为出血性疟疾；1941 ～ 1942 年侵华日军在黑河、虎林发现此病，称为黑河热，日寇战犯北野政次用此病做人体感染试验，1942 年改现名沿用至今。

新中国成立后，对此病进行了大量调研工作，1955 年在内蒙古、陕西，1957 年在安徽、湖北及上海，1960 年在江苏，1961 年在江西，1963 年在浙江和湖南，1974 年在福建，目前在全国大部分省、直辖市、自治区发现此病疫情。

流行性出血热属于病毒性出血热，出血热最早由苏联和日本学者提出，用于描述中苏边境地区的此病。随后类似疾病在芬兰、瑞典和挪威（称为流行性肾病）、苏联之欧洲部分、1951 ～ 1953 年侵朝美军在三八线附近（称为朝鲜出血热）、东欧一些国家（称为流行性肾炎）和日本（称为日本出血热）发现此疫。

疾病多发生于男性青壮年农民和工人，呈现春季和秋冬季两个发病高峰，秋冬季高峰远高于春季高峰。汉坦病毒（Ⅰ

型，野鼠型）所致疾病主要发生于农村、林区及垦区，以散发为主，5～7月，11月至次年1月为高发期，病情典型，较重，隐性感染低，病死率为3%～10%；汉城病毒（Ⅱ型，家鼠型）所致疾病主要发生于城镇及郊区，可暴发，3～5月为小高峰期，病情不典型，较轻，隐性感染高，病死率为0.3%～3.5%。

---

7. 流行性出血热的临床表现和实验室检查表现是什么？

> 发病急起全身痛，乏力冷热衰竭呈；
> 头眶腰部有三痛，面颈上胸三处红；
> 红眼睑肿酒醉貌，上腭黏膜点血充；
> 腋下皮肤出血点，束臂试验呈阳性。

人感染汉坦病毒后潜伏期通常为7～14天，也偶见短至4天或长至2个月者。

临床表现：就诊早晚和治疗措施的不同，临床表现相差悬殊，典型临床表现具有起病急，发冷，发热（38℃以上）；全身酸痛，乏力，呈衰竭状；恶心、呕吐、腹痛及腹泻等消化道症状；充血、渗出和出血等毛细血管损害表现：面部、颈部、上胸部充血潮红（三红），呈醉酒貌，头痛、眼眶痛、腰痛（三痛），可出现眼睑水肿、球结膜充血、水肿，有点状或片状出血；皮肤有出血点，严重者可有腔道出血；上腭黏膜呈网状充血，点状出血和腋下皮肤有线状或簇状排列的出血点。低血压休克；肾脏损害：蛋白尿，镜下或肉眼血尿，尿中膜状物，少尿或多尿。

典型病程分为发热期、低血压休克期、少尿期、多尿期和恢复期五期。临床分为轻型、中型、重型、危重型、非典型五型。轻型或治疗合理且及时的病人，往往五期过程不明显，或出现越期症者病情重，来势凶猛，病期可相互重叠，预后差。

实验室检查：发热期外周血白细胞增高和血小板减少，出现异型淋巴细胞，血液浓缩（低血压休克期）或血液稀释（少尿期）；尿检查：尿蛋白呈阳性，可出现镜下血尿和管型尿，可有肉眼血尿和尿中膜状物，尿沉渣中可发现巨大融合细胞；血清特异性 IgM 抗体阳性；恢复期血清特异性 IgG 抗体滴度比急性期有 4 倍以上增高；从病人标本中检出汉坦病毒 RNA；或从病人标本中分离到汉坦病毒。

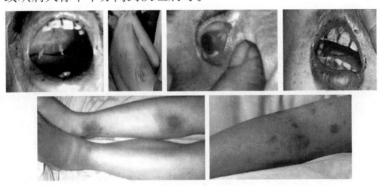

8. 流行性出血热如何诊断？

接触鼠类疫区行，典型症状征阳性；
具备以上两项者，临床诊断可确定。

　　流行病学史：发病前 2 个月内有疫区旅居史；发病前 2 个月内有与鼠类或其排泄物（尿、粪）/ 分泌物（唾液）直接或间接接触史。
　　临床诊断病例：结合流行病学史及相应临床表现。
　　确诊病例：临床诊断病例并具备特异性实验室检测依据。

9. 流行性出血热如何治疗？

　　"三早一就"即早发现、早休息、早治疗、就近治疗，临床实践证明能够减轻重要器官出血，减少并发症，缩短病程，提高治愈率和降低病死率，是本病预后好坏的决定因素；合理的体液疗法；对症治疗。

发热期：抗病毒、减轻外渗、改善中毒症状和预防弥散性血管内凝血。

低血压休克期：补充血容量、纠正酸中毒和改善微循环。

少尿期："稳、促、导、透"，即稳定内环境、促进利尿、导泻、放血疗法和透析治疗。

多尿期：维持水与电解质平衡，预防继发感染。

恢复期：补充营养，出院后休息 1～2 个月，定期复查肾功能、血压和垂体功能。

10. 体外如何杀死病毒？

> 杀毒敏感脂溶性，乙醚氯仿与丙酮；
> 去氧胆酸苯氟炭，酸热紫外卅分钟。

汉坦病毒对乙醚、氯仿、丙酮、苯、氟化炭、去氧胆碱盐敏感，不耐热、不耐酸，高于 37℃ 和 pH 5.0 以下易被灭活，56℃ 30 分钟或 100℃ 1 分钟即被灭活，对紫外线、酒精和碘酊等消毒剂敏感。

11. 流行性出血热能够预防吗？预防的关键是什么？

流行性出血热是一种可预防的传染病，只要措施到位，就可以避免被病毒感染。预防的关键主要是以下两个方面。

一是，防鼠灭鼠是本病预防的主导措施，防鼠为切断传播途径，灭鼠为消灭传染源。二是，疫苗接种可有效预防流行性出血热，是个人预防病毒性出血热的最有效方法。

预防流行性出血热应做到以下几点：

◆ 确保家及工作场所无鼠。

妥善保管粮食、食物，可放在有密封盖厚塑料、玻璃或金属的容器内。及时清洗餐具和炊具，清除溢出的食物。宠物食品及时收拾不过夜。妥善保管生活垃圾，放在有密封盖的容器内。经常检查房间内可能存在的孔隙，密封所有的可能成为鼠类出入的孔隙。在可能存在老鼠的地方安放捕鼠夹或投放毒鼠饵。

◆ 防止鼠进入室内。

使用有盖的垃圾桶，及时清理家周围的垃圾、灌木和杂草。检查房子外面的孔、洞，及时封堵。宠物食品使用后及时清理。妥善保管粮食和动物饲料，及时清理旧车、旧轮胎等鼠类可能居住的物体。房子周围不要堆放柴草，木材堆放时要与地面至少有 1 尺（33.3 厘米）的距离。在老鼠可能出现的地方安放捕鼠夹或投放毒鼠饵。

◆ 清扫有鼠类尿、粪污染的地方时，要适当防护。

要戴橡胶或塑料手套，戴口罩，先用消毒剂喷洒，浸泡 5 分钟后，用纸巾擦拭，把纸巾扔到垃圾桶，再用消毒剂或漂白粉溶液擦拭污染区域表面，脱下手套前，用肥皂水或喷雾消毒剂洗手，脱手套后清洗双手。其中消毒剂可用家用消毒剂或 0.05% 的含氯消毒剂。不要用扫把或吸尘器清扫啮齿类动物的尿液和粪便，这样容易使病毒颗粒进入空气中，通过呼吸道感染人。

◆ 清扫闲置的棚屋、仓库或其他建筑时，要适当防护。

应在清扫前 30 分钟打开所有的门和窗，然后戴橡胶或塑料手套，用消毒剂清理所有鼠尿、鼠粪、鼠窝或死亡的鼠，再用消毒剂擦拭或喷洒地板、清洁台面、橱柜、抽屉等。用消毒剂、洗涤剂熏蒸或喷洒擦拭家具。如果在床上用品和衣物上看到鼠尿或粪的痕迹，应用洗衣粉、热水清洗。

◆ 清理捕鼠夹和鼠窝时要戴橡胶或塑料手套。

用消毒剂喷洒死老鼠或鼠窝及其周边区域，浸泡 5～10 分钟。将鼠窝的材料或带有死老鼠的捕鼠夹放到塑料袋里。如需重复使用捕鼠夹，取下老鼠放在袋里，深埋；捕鼠夹放到袋子或水桶内，加消毒剂浸泡消毒后再次使用。用肥皂和水或喷雾消毒剂或漂白粉溶液洗手套，然后脱下手套。用肥皂和清水或其他洗手液洗手。

需要注意的是安放捕鼠夹、投放毒鼠饵时要防止儿童接触；可向防鼠灭鼠专业机构咨询新的防鼠、灭鼠方法。

12. 有疫苗可预防流行性出血热吗？

在我国，有沙鼠肾细胞灭活疫苗（Ⅰ型）、金地鼠肾细胞灭活疫苗（Ⅱ型）和乳鼠脑纯化汉坦病毒灭活疫苗（Ⅰ型）等，流行性出血热疫苗成功上市近 20 年，为有效预防和控制本病提供了有效手段，疫苗接种是个人预防流行性出血热的最有效措施。近年，不良反应轻、效期长的纯化精致双价疫苗（含Ⅰ型和Ⅱ型）也在应用。

2008 年开始，我国将流行性出血热免疫接种纳入了扩大免疫规划，以高发省份中的高发乡镇作为目标人群，对 16～60 岁人群进行常规免疫接种。高发病区的 16～60 岁人群应积极到本地区疫苗接种点足程、规范地接种疫苗，保护个人身体健康。

到流行区进行野外探险、旅游、耕种等活动，或在较长期野外户外工作任务前可接种流行性出血热疫苗，防止被感染。

（乔国庆　张士才　赵钰莹）

第 14 章 伤寒和副伤寒防治

1. 伤寒和副伤寒防治顺口溜

甲乙丙杆副伤寒，伤寒杆菌肠道传；
发热脉缓表情淡，玫疹肝大白血减。
喹酮头孢抗病原，谨防肠血并孔穿。
三管一灭控制源，口服菌苗防伤寒。
不食生冷好习惯，洗手消毒防未然。

伤寒病因沙门菌，一般病程有四周，前期潜伏约一周，
发热腹胀皮疹出，重者高热可昏迷，主要传播是粪口，
苍蝇蟑螂可为媒，肠道病变分四期，髓样坏死溃疡愈，
伤寒常见并发症，穿孔肺炎胆囊炎，其他器官较少见，
伤寒诊断菌培养，伤寒治疗较麻烦，一般对症加抗菌，
伤寒治疗愈合后，终身免疫无担忧，伤寒历史很悠久，
现在病例已不多，不可大意失防范，谨防杆菌卷土来。

副伤寒因甲乙丙，甲乙疾病似伤寒，丙型伤寒较复杂，
轻症肠炎或脓毒，临表诊断似伤寒，细菌培养可鉴别，
治疗首选喹诺酮，三代头孢亦可行，副寒脓肿较好发，
手术可以清除它，伤寒副寒要预防，首先切断传染源，
传播途径管理好，易感人群打疫苗，从此生活无烦恼。

2. 什么是伤寒?

伤寒是由伤寒杆菌感染所引起的急性肠道传染病,主要临床表现多为持续性发热、食欲缺乏、肝脾大、皮疹、腹胀、腹泻、便秘、神志不清,严重者可表现为高热(可达40℃以上)甚至昏迷,可出现消化道出血、肠穿孔等严重并发症。本病的主要传播途径是粪 - 口传播,如饮用被污染的水,食用被污染的食物。日常生活中的亲密接触及苍蝇、蟑螂等媒介也可以传播疾病。本病好发于夏秋季,儿童及青少年为易感人群。病程约4周,康复后免疫力持久,少有二次发病者。

3. 伤寒的历史

伤寒具有很悠久的历史,关于伤寒的故事大多数来源于其对战争的影响。1489 年,西班牙军队围攻摩尔人的大本营格拉纳达,不料,一场斑疹伤寒就在这时暴发了,导致西班牙军队由 25 000 人骤减为 8000 人。这场斑疹伤寒阻碍了西班牙人收复失地的进程,他们不得不再等一个世纪才把摩尔人驱逐出西班牙的土地。

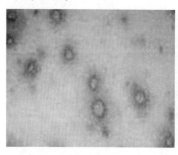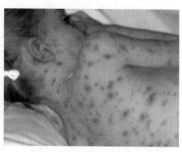

此后,类似案例屡见不鲜。直到 19 世纪 50 年代克里米亚战争爆发时,因伤寒而死亡的士兵仍旧是因战伤而死亡的 10 倍。1898 年,赖特研制出了伤寒疫苗,并在第一次世界大战中得以采用,使得第一次世界大战牺牲的数百万士兵中只有约 100 人死于伤寒。随着医疗手段的进步和卫生条件的改善，斑疹伤寒的暴发次数和频率逐渐减少。如今随着生活卫生条件的进步及医疗技术的发展，伤寒发病已比较罕见。但伤寒杆菌仍会偶尔亮出它的尖牙利爪，威胁人的健康与生命。

4. 伤寒玛丽的故事

玛丽·梅伦，1869 年生于爱尔兰，15 岁时移民美国。起初她给人当女佣，后来她发现自己很有烹饪才能。于是，她转行当了厨师，由此开始了她传播细菌的一生。

1906 年纽约的一位非常富有的银行家查尔斯·亨利在牡蛎湾租了一所新房子，他的厨师玛丽也一起搬了进去。此后不久查尔斯全家 11 口人中有 6 人被诊断为伤寒。这在当时的富人区牡蛎湾是很罕见的。乔治·索伯博士当时专门研究伤寒，于是他被请来寻找伤寒杆菌来源。经过一番调查分析后，他认为玛丽是伤寒暴发的源头，并在 1907 年发表了这一结果。进一步调查发现，玛丽曾先后工作过的 8 个家庭中有 7 个家庭出现了伤寒病例。而玛丽却看似健康，没有任何感染迹象。乔治博士提出玛丽是"无症状带菌者"，这一称呼在当时几乎不被人们所理解，包括玛丽，她拒绝接受检查，并对乔治博士及其随从大打出手。最终玛丽被强制隔离并接受了粪便及血液检查，结果证实了乔治博士的研究结果。玛丽事件引起了当时纽约媒体的广泛关注，在 1908 年出版的《美国医学会杂志》上该病首次被称为"伤寒玛丽"。

玛丽被送往偏远的北兄弟岛的滨河医院进行隔离。为了获取自由，玛丽不断争取，终于在 1910 年 2 月她承诺放弃厨师行业并每个月向卫生部门报告并进行检测而获得了自由。之后她获得了一份洗衣工作，但是她并没有坚持下去。1 年以后她改名为玛丽·布朗，又开始涉足厨师行业，之后的 5 年里，她工作的地方都会出现伤寒暴发。1915 年玛丽再次被公共卫生局逮捕并送往北兄弟岛隔离，直到 1938 年去世。据统计玛丽感染的病例约 50 人，其中 3 人死亡。由此她的名字与伤寒联系在了一起，被人们称为"伤寒玛丽"。

5. 人体是如何被感染的？

伤寒杆菌属沙门菌属，菌体呈杆状，周围布满细长的鞭毛，运动活泼。菌体裂解时释放出强烈的内毒素是其致病的主要因素。当人体食用被伤寒杆菌感染的水或者食物后，伤寒杆菌经肠道黏膜进入黏膜下淋巴组织，在淋巴组织内一方面被吞噬细胞吞噬并在其内大量繁殖，另一方面通过胸导管入血，引起菌血症，血液中的伤寒杆菌又被肝脏、脾脏、淋巴结等内的单核 / 巨噬细胞吞噬并大量繁殖，此期虽有免疫细胞的增殖但无临床症状，称为潜伏期，约 10 天。

6. 从被感染到疾病痊愈，我们的身体经历了什么？

伤寒杆菌进入人体后不断增殖并释放大量内毒素入血，引起败血症和毒血症，散布在全身各脏器和皮肤等处，呈现全身中毒症状及皮疹。此时，血常规培养多为阳性。随着病情的进展，肠壁内伤寒杆菌的大量繁殖及严重的过敏反应使肠壁细胞坏死、脱落，导致消化道出血，甚至穿孔。与此同时伤寒杆菌随着脱落的坏死细胞随粪便排出体外，此时粪便培养多为阳性。在疾病进展的同时，我们体内的免疫反应也在逐步加强，血液中抗体浓度提升，致敏 T 细胞增多并分泌大量淋巴因子，促进吞噬细胞吞噬、灭活伤寒杆菌。随着免疫反应的逐渐加强，人体器官及血液内的伤寒杆菌和内毒素逐渐减少、消失，最后达到痊愈。

7. 肠道病变有哪些？

肠道病变多发生于回肠下段，按病变的发展可以分为以下四期：

◆ 髓样肿胀期：发生于起病的第 1 周，回肠下段淋巴组织明显肿胀，凸出于黏膜表面，色灰红，质软。其中以集合淋巴小结肿胀最为突出，表面形似脑回样隆起。肠黏膜有充血、水肿、黏液分泌增多等变化。

◆ 坏死期：发生于起病的第 2 周，肿胀的淋巴结发生多灶性坏死，并逐渐扩大，累及黏膜表面，坏死组织失去正常光泽。

◆ 溃疡期：发生于起病的第 3 周，坏死组织破溃、脱落形成溃疡，溃疡深度一般累及黏膜下层，严重者可达浆膜层，造成肠穿孔。如病灶累及肠系膜血管可导致出血。

◆ 愈合期：发生于起病的第 4 周，坏死组织脱落后，肉芽组织增生修复，溃疡逐渐愈合，上皮组织再生或形成瘢痕组织，达到愈合。

8. 伤寒有哪些常见并发症？

肠道并发症多为肠出血或肠穿孔，多发生于溃疡期，肠穿孔是伤寒最严重的并发症，表现为腹痛、腹胀，可单发也可多发，可导致肠内容物渗出，引起腹膜炎，影像检查可见腹腔内游离气体。小儿病人常因抵抗力下降导致肠道肺炎球菌或其他呼吸道细菌感染引起支气管肺炎。极少数病例也可由伤寒杆菌直接引起。

伤寒杆菌易在胆囊中大量繁殖导致胆囊炎，值得注意的是当病人痊愈后伤寒杆菌仍然可以在胆囊中继续存活，引起慢性胆囊炎，甚至成为终身带菌者。其他伤寒杆菌可借血液循环感染其他器官，如骨髓、脑膜、肾（肾实质及肾盂）、关节，但皆少见。

9. 如何诊断伤寒？

首先医生根据流行病学特点及临床表现做出初步诊断，进一步进行实验室检查，如血、便细菌培养，血液抗体检测（肥达试验）等，发现伤寒杆菌及其所致抗体可做出明确诊断，必要时可进行骨髓细菌培养。

10. 如何治疗伤寒?

◆ 一般治疗：卧床休息并隔离，给予流食或半流质饮食，补充足够的糖类、蛋白质及维生素等。

◆ 对症治疗：根据病人的临床表现如发热、腹泻等给予相应的物理及药物治疗，减轻病人病痛。

◆ 病因治疗：明确诊断后首先推荐第三代喹诺酮类药物，对于妊娠妇女、儿童等病人，推荐使用第三代头孢菌素。对于敏感菌株可使用氯霉素、复方磺胺甲噁唑等。有严重毒血症者，可在足量有效抗菌药物治疗配合下使用激素。常用氢化可的松 25 ～ 50 毫克或地塞米松 1 ～ 2 毫克，每天 1 次静脉缓慢滴注；或口服泼尼松 5 毫克，每天 3 ～ 4 次，疗程不超过 3 天。

11. 如何预防伤寒?

◆ 控制传染源：病人应进行隔离，治愈后体温正常 15 天后才可解除隔离；有接触史者应医学观察 15 天。

◆ 切断传播途径：做好饮食、粪便、水源及带菌者的管理工作，搞好环境卫生。

◆ 保护易感人群：对易感人群进行预防接种，注意个人卫生。

12. 什么是副伤寒?

副伤寒是由副伤寒甲、乙、丙三种沙门杆菌引起的急性肠道传染病。副伤寒甲、乙所导致的疾病临床表现与伤寒类似，但病情较轻，病程短，副伤寒丙所致的疾病临床表现较为复杂。

13. 不同种类副伤寒的临床表现是什么?

◆ 副伤寒甲随年龄的增长而发病者增多,1 周岁内婴儿极为少见。一年四季均有病例发生。发病可急可缓,病程可长可短,平均 3 周左右。在副伤寒中,副伤寒甲的症状与伤寒最为相似。单从临床表现难以区别伤寒与副伤寒甲。

◆ 副伤寒乙患儿的年龄较小,极大部分是 3 岁以内的婴幼儿,男孩发病者较女孩要多。以夏秋季发病较多。发病要比副伤寒甲急,常因高热而发生惊厥。另一特点是腹泻,几乎所有的病例都有腹泻,多为黏液便,无脓血,持续时间较长。虽然发病急,症状较重,预后却良好。

◆ 副伤寒丙的临床表现较为复杂,可表现为轻型伤寒、急性胃肠炎型或脓毒血症型。急性胃肠炎型以胃肠炎症状为主,病程短。脓毒血症型常见于体弱的儿童,起病急、寒战、高热,热型不规则,50% 病人可出现迁徙性化脓性并发症,以肺部、骨骼及关节等部位的局灶性化脓灶多见,肠出血、肠穿孔少见。

14. 伤寒和副伤寒有什么区别?

伤寒和副伤寒(typhoid and paratyphoid fever)最本质的区别为致病菌不同,分别由伤寒杆菌及副伤寒杆菌所引发。临床表现与伤寒相似但又各有不同之处。关于副伤寒的传播途径、发病过程、诊断、治疗方法及预防措施均与伤寒基本相同。

15. 如何诊断副伤寒?

发病前 2 周内有不洁饮食病史,伴有高热、腹痛、腹泻、呕吐等急性胃肠炎症状。血液、粪便、脓液培养发现副伤寒杆菌则可确诊。肥达试验可有一定的参考价值,但副伤寒的凝集效价较低,诊断灵敏度不高。

16. 如何治疗副伤寒？

一般治疗：卧床休息并隔离，给予流食或半流质饮食，补充足够的糖类、蛋白质及维生素等。

对症治疗：根据病人的临床表现，如发热、腹泻等给予相应的物理及药物治疗，减轻病人病痛。

药物治疗：与伤寒治疗药物一致，首选喹诺酮类，常用药物为左氧氟沙星、环丙沙星等。头孢菌素也是目前治疗副伤寒的一线药物，常用药物有头孢曲松、头孢克肟等。

手术治疗：当副伤寒出现脓肿时，可行外科手术排脓。

17. 如何预防副伤寒？

◆ 控制传染源：病人应进行隔离，治愈后体温正常 15 天后才可解除隔离；有接触史者应医学观察 15 天。

◆ 切断传播途径：做好饮食、粪便、水源及带菌者管理工作，搞好环境卫生。

◆ 保护易感人群：对易感人群进行预防接种，注意个人卫生。

18. 杆菌在不同环境的生存能力如何？

杆菌在自然界具有很强的生存能力，且对低温的耐受力较强。在粪便中可存活 2 个月，在水中能存活 2～3 周，冰冻环境下能生存数月。但是杆菌对高温及干燥耐受能力较差，60℃水中最多能存活 15 分钟，煮沸或者普通消毒剂即可快速杀灭该菌。

19. 伤寒和副伤寒需要与哪些疾病相鉴别？

伤寒或副伤寒起病早期无明显特征性表现，从临床表现难以与急性胃肠炎、流感、败血症或血行播散性肺结核相鉴别，应及时到医院就诊。

（殷小平　李高阳）

第15章 麻风病防治

1. 麻风病防治顺口溜

> 麻风杆菌致病源，侵犯四肢皮神眼；
> 可致毁容且肢残，政府包治祛偏见。
> 此病仅在人类传，皮肤黏膜接触染；
> 预防为主应三边，卡介接种佑易感。

2. 什么是麻风病？

麻风病是由麻风杆菌引起的慢性传染病。麻风病是一种毁容、肢残的疾病，流行历史悠久，分布广泛，给流行区人民带来深重灾难。麻风杆菌主要侵犯人体皮肤和神经，如果不治疗可引起皮肤、神经、四肢和眼的进行性及永久性损害。

3. 麻风病是如何传染的？

麻风病是由麻风杆菌引起的一种慢性传染病，主要侵犯皮肤、周围神经、上呼吸道黏膜和眼睛等组织，通过皮肤密切接触或呼吸道飞沫传播。

麻风病的传染源主要是未经治疗的多菌型麻风病病人。

95% 以上的人对麻风杆菌有正常抵抗力，即使感染了麻风杆菌，发病的比例也很低。

4. 麻风病的流行情况如何？

据世界卫生组织报告，2012 年全球新发现麻风病例 232 857 例，主要分布在印度、巴西、印度尼西亚等国家。

近年我国每年均有新发病例，2019 年新发病例 233 例，大部分省份都有新发现麻风病例。

5. 怎样预防麻风病？

密切接触活动性麻风病病人时戴口罩，接触后洗手，注意个人卫生，加强营养，提高机体抵抗力等可以减少患麻风病的危险。

6. 麻风病的主要表现有哪些？

麻风病的临床表现多种多样，早期主要是皮肤上出现不痛不痒的浅色或红色斑片，如不能早期发现和治疗，病期长时皮肤多伴有感觉减退或丧失，病情逐渐发展后可以出现兔眼、歪嘴、爪形手、垂足、足底溃疡等畸残。

7. 怀疑麻风病，应该去哪里就诊？

如果怀疑自己得了麻风病，应该主动去皮肤病防治院（所、站）等麻风病防治机构检查治疗，或与当地疾病预防控制中心联系咨询。

8. 国家对麻风病防治有哪些政策？

2004 年，中央财政将麻风病防治纳入了公共卫生专项，各级政府也给予了稳定的资金投入，目前我国对麻风病的诊断和治疗实行免费。为了鼓励发现麻风病病人，各级政府实行报病奖励，中央财政给予适当补助。此外，民政等部门也为麻风病病人提供了必要的医疗和生活救助等。

9. 我国消除麻风病危害的目标是什么？

2011 年，我国 11 个部门联合印发了《全国消除麻风病危害规划（2011—2020 年）》，要求到 2020 年实现消除麻风病危害的目标，提出全国麻风病病人数量较 2010 年减少 50%，98% 以上的县（市）麻风病患病率控制在 1/10 万以下，新发现麻风病病人中 2 级畸残者控制在 20% 以内。

10. 麻风病如何治疗？

目前，麻风病的治疗主要采用世界卫生组织推荐的利福平（RFP）、氨苯砜（DDS）、氯法齐明（B663）等药物进行联合化疗。门诊治疗半年或 1 年即可完成疗程，效果良好。早期及时治疗可以避免各种麻风病残疾的发生。

11. 世界防治麻风病日是每年的哪一天？

1954 年，世界卫生组织确定每年 1 月的最后一个周日为"世界防治麻风病日"。每年的这一天，许多国家举行各种形式的活动，以动员社会力量来帮助麻风病病人克服生活和工作上的困难，营造社会支持环境。

12. 麻风病的危害有哪些？

麻风病的危害：一是麻风病致病、致畸造成病人部分或全部劳动力丧失，对人民群众身体健康造成危害。二是由于社会对麻风病的不了解，对麻风病病人产生歧视和偏见，对个人、家庭和社会带来负面影响。三是麻风病流行和造成残疾增加了社会负担及对卫生资源的消耗。

13. 消除麻风病危害应采取哪些措施？

为了消除以上危害，减少与麻风病相关的负担，需动员政府各部门和社会各界积极参与，加强病例早期发现，早期治疗，预防畸残；加大宣传教育，提高群众麻风病防治知识，促进及时就诊，消除社会对麻风病的歧视和偏见，倡导对麻风病病人的关怀和支持，弘扬尊重和关爱麻风病病人的良好社会风尚。

（鲁植艳　许传军　徐秋贞）

第16章 寄生虫类传染病防治

一、了解寄生虫病

1. 寄生虫类传染病防治顺口溜

绿水青山枉自多，华佗无奈小虫何！

千古难题当代破，可防可控不可怕。

寄生虫病种类多，分布广且危害重。

关爱健康勤洗手，不食用生蔬与肉。

包虫病人畜共患，犬食携虫牛羊等。

体内繁殖爬皮毛，人犬密切接触染。

病程缓慢是特征，五脏六腑均可累。

症状多样太可怕，影像诊断是关键。

家犬要登记管理，牧区旅游勤洗手。

人人之间不传播，无须对病人隔离。

丝虫病是蚊传播，灭蚊防蚊是关键。

全国各地均可见，慢病病人不传染。

全身淋巴均可累，淋巴结炎是特征。

发热腿粗样多变，海群生是特效药。

血吸虫病钉螺传，本病传播三条件。

虫卵入水钉螺在，人畜接触疫水染。

腹痛腹泻和便血，大肚子是其特征。
肝硬化进展肝癌，影像诊断是关键。
少去钉螺分布水，如需农活需防护。
检测虫卵是标准，吡喹酮是首选药。
钩虫病危害严重，人群感染较普遍。
喜寄人体消化道，贫血异嗜腹部病。
人类粪便要管理，机械劳动代手工。
检出虫卵是标准，驱虫药物很有效。
黑热病基本消失，每年散发数百例。
传播媒介是白蛉，肝脾骨髓均可累。
穿刺活检是标准，药物治疗是关键。
增强意识防传染，定要消灭寄生虫。
包虫病人畜共患，猪肉绦虫居人体。
米猪肉是其祸根，常寄生脑肌眼等。
个人卫生很关键，肉类蛋白要熟透。
影像诊断价值大，药物治疗是关键。
弓形虫病人畜患，寄生免疫低下人。
母婴传播是途径，家猫也可传播虫。
隐性感染为多见，临床表现样多变。
关键是查病原学，驱虫药物很有效。

2. 什么是寄生虫病？

寄生虫是一种永久或暂时地生活在其他生物体内或体表获得营养并损害对方的低等生物，寄生虫侵入人体而引起的疾病称为寄生虫病。因寄生虫种和寄生部位不同，引起的病理变化和临床表现各异。本类疾病分布广泛，世界各地均可见到，但以贫穷落后、卫生条件差的地区多见，热带和亚热带地区更多。非洲、亚洲的发展中国家发病较多，感染的人群主要是接触疫源较多的劳动人民及免疫力较低的儿童。

3. 目前我国寄生虫病现状如何?

我国曾是寄生虫病流行最严重的国家之一,寄生虫病种类多、分布广、危害重,是重要的公共卫生问题。毛泽东在《送瘟神》中写到"绿水青山枉自多,华佗无奈小虫何!"里面说的小虫就是一种寄生虫(血吸虫),描述了瘟神给旧中国曾经带来的无穷苦难。新中国成立后,党和政府高度重视寄生虫病防治工作,寄生虫病防治工作取得了显著成效,蛔虫、钩虫、华支睾吸虫等寄生虫病防治不断取得新进展,在保障人民群众身体健康和生命安全、促进经济社会发展中做出了重要贡献。我国重点寄生虫病人群感染率显著下降,全国总感染率降到6%以下,绝大部分地区均已处于低度流行或散发状态。但我国西南部分地区寄生虫感染率仍处于较高水平,个别地区甚至超过30%,主要原因是生活环境卫生条件差、食生肉、饮用生水等不良饮食习惯,提示应不断加大寄生虫病综合防治力度,切实提高人民群众健康知识知晓水平,助力健康中国。

4. 目前我国常见的寄生虫病有哪些?

我国主要有五种寄生虫:疟原虫、血吸虫、钩虫、丝虫和杜氏利什曼原虫,分别对应的是疟疾、血吸虫病、钩虫病、丝虫病、黑热病;另外,包虫病、囊虫病、弓形虫病在我国部分地区也危害甚大。

5. 预防寄生虫病应注意什么?

◆ 寄生虫病可防可控不可怕,鼓励大家学习有关卫生知识,提高自身防病意识和能力。

◆"杜绝虫从口入",注意饮食饮水卫生,不吃生的和未煮熟的淡水鱼虾、肉类食品,喝开水。

◆ 搞好个人卫生和居家卫生，做到饭前便后洗手等。

◆ 配合政府积极推广无害化厕所和卫生饮用水。

◆ 避免裸露的皮肤接触可能含有钩虫幼虫的土壤，如不赤手赤足在农田、菜田劳作，不去疫水中嬉戏等。

◆ 体质偏弱是导致寄生虫致病的主要因素，要加强身体锻炼。

◆ 如不幸怀疑得了寄生虫，千万不要恐慌，要去正规医院救治，多数病人疗效较好。

二、包虫病防治

1. 什么是包虫病？

包虫病又称为棘球蚴病，是细粒棘球绦虫的幼虫感染人体所致的疾病。该病为人畜共患病，不仅危害人体健康，对家畜危害也甚重。犬为终宿主，羊、牛等是中间宿主，人也可以因为误食虫卵成为中间宿主，感染包虫而发病。我国主要有囊型包虫病和泡型包虫病两种，分别由细粒棘球绦虫的幼虫（棘球蚴）和多房棘球绦虫的幼虫（泡球蚴）寄生人体组织器官所致。其中囊型包虫病呈世界性分布，从全球范围来看，包虫病为少数民族或宗教部落所特有的一种常见病和多发病，在畜牧业发达的国家和地区多见，有职业性损害的特点，被列为某些人群的职业病。在我国以青海、西藏、甘肃、四川、新疆的部分地区多见，陕西与东北等省亦有散发病例，与当地的生产环境和生产方式有关。

2. 包虫病是如何感染的？

包虫病是一种人畜共患病，主要通过人犬密切接触而感染，犬是包虫病的终宿主和主要传染源。在比较严重的流行区，犬的感染率一般为 30% ～ 50%。狼、狐等主要是野生动物中间的传染源；在畜牧地区，绵羊是主要的中间宿主，感染率一般为 50% 左右。羊群在放牧过程中需要牧羊犬防狼。牧民常以病羊内脏喂犬，可使犬受到感染，因此羊与犬之间相互感染。而犬粪便中虫卵污染牧草使羊感染，完成家畜间生活循环。

青海、甘肃、西藏、四川、陕西等地的牦牛感染率也很高。其他家畜如猪、山羊、黄牛和骆驼等及啮齿类动物也是自然中间宿主。

犬由于吞食含包虫囊的动物内脏而感染，其肠内寄生虫数可达数百至数千条，其妊娠节片具有活动能力，可爬在皮毛上，其皮毛上虫卵污染手指后经口感染，故与其密切接触时甚易遭感染。此外，犬粪中虫卵污染蔬菜或水源也可造成间接感染；在干燥多风地区虫卵随风飘扬，也有经呼吸道感染的可能。

3. 包虫病对人体有哪些危害？

一般来说包虫病的病程缓慢，潜伏期为 1 ~ 30 年。多数病人常没有明显的症状，在体检或因其他疾病手术时发现，一些病人是在死后进行尸检时发现。包虫病可发生在人体多个脏器，随着囊肿的逐渐长大，寄生部位的占位性压迫症状及全身毒性症状逐渐明显。

临床上根据棘球蚴所寄生的脏器命名为相应的包虫病，如肝包虫病、肺包虫病、脑包虫病、骨包虫等，发生于不同的部位可表现为不同的临床症状。例如，肺包虫病会造成病人胸痛、咳嗽、咳血痰、气急，甚至呼吸困难等，棘球蚴囊破裂可突然咳出大量清水样液体或粉皮样内囊碎片和子囊；也可伴有过敏反应，甚至休克，若大血管破裂，可出现大咯血。

4. 包虫病如何诊断？

流行地区的居住史或旅行史对包虫病的诊断有重要的参考意义，在畜牧区，有与犬、羊等密切接触史，有时对诊断的确立起关键作用。包虫病病人早期可无任何症状，常在影像学检查中发现。

肝包虫病有肝区隐痛、上腹部饱胀感、消化不良、消瘦、贫血、肝大、上腹部包块等表现。

肺包虫病有胸部隐痛、刺痛、胸闷、咳嗽、气短、咯血等表现，有时随痰咳出粉皮样内囊碎片或子囊，或在痰液镜检时发现头钩。随着医学影像学技术的不断提高，在B超、CT及MRI检查仪器普及的条件下，影像学检查对包虫病的诊断及鉴别诊断起决定性作用。CT影像显示肝脏轮廓扩大，在肝实质内显示大小不等的类圆形占位阴影。囊内充满液体呈水样密度，增强扫描时周围肝组织密度增加而包虫囊密度不增加，显示边界明显，可与血管瘤、肝癌等相鉴别。

5. 包虫病如何预防？

包虫病人群普遍易感，人群感染主要与环境卫生及不良饮食卫生习惯有关。细粒棘球绦虫本身的生物学特点决定了它的生物学潜能较低，其生活循环容易受到干预措施的影响。因此，包虫病的预防首先要强化和普及健康教育；对家犬实行登记管理、严格控制无主犬；治疗病犬；严格管理市场和家庭屠宰，防止家犬接触包虫感染的脏器，控制传染源。此外，如到牧区旅游时应注意自身防护，勤洗手，不饮生水，不食生菜，肉类要充分煮熟。包虫病不会在人与人之间互相传播，因此无须对病人隔离。

近年来，我国采用现代分子生物学技术对细粒棘球绦虫的有效免疫原成分进行筛选和克隆，制备基因工程疫苗，为包虫病的免疫预防和免疫诊断开辟了新途径。

6. 包虫病如何治疗？

包虫病治疗药物主要有阿苯达唑，也称为丙硫咪唑，当然也可以采取手术切除包虫囊，但是由于手术后复发的问题未能得到有效解决，近年来药物治疗问题日益受到人们的重视。

三、丝虫病防治

1.什么是丝虫病?

淋巴丝虫病在我国特指丝虫病，是由班氏丝虫或马来丝虫寄生在人体所导致的寄生虫病，是一种高度致残的疾病。根据有无症状体征，我们将该病分为两类，单纯微丝蚴血症和慢性丝虫病。前者往往没有临床表现，但在血液中能查出微丝蚴，即丝虫成虫产出的幼虫，这些人在蚊子叮咬后可传播丝虫病；后者是丝虫的成虫或微丝蚴寄生引起淋巴管或淋巴结炎的反复发作而导致淋巴水肿、鞘膜积液和乳糜尿等临床表现的病人，这些人体内能发现少量的微丝蚴或查不出微丝蚴。

2.丝虫病是如何感染的?

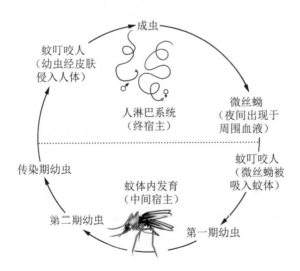

成虫

蚊叮咬人
（幼虫经皮肤
侵入人体）

人淋巴系统
（终宿主）

微丝蚴
（夜间出现于
周围血液）

蚊叮咬人
（微丝蚴被
吸入蚊体）

传染期幼虫

蚊体内发育
（中间宿主）

第二期幼虫

第一期幼虫

根据史书记载，丝虫病在我国流行有 2700 多年的历史了，传染源为血中含微丝蚴的早期病人及无症状的带虫者（微丝蚴血症者）。

传播媒介为 4 属 30 余种蚊，如中华按蚊、微小按蚊、淡色库蚊和致倦库蚊。

根据全国 16 个丝虫病流行省、市、区调查推算，全国约有 40 万慢性丝虫病病人；这些慢性丝虫病病人往往长期或多次服用过乙胺嗪，俗称海群生，体内已无微丝蚴存在，无传染性，因此我们无须担心。

3. 丝虫病对人体有哪些危害？

丝虫病的症状、体征因丝虫寄生部位不同而异。早期主要表现为淋巴管炎和淋巴结炎、精索炎、附睾炎或睾丸炎及丝虫热。晚期则出现淋巴管阻塞所引起的一系列症状和体征，包括淋巴水肿和象皮肿、睾丸鞘膜积液、乳糜尿等。除上述病变外，女性乳房的丝虫结节在流行区也并不少见。此外，丝虫还偶可引起眼部丝虫病，脾、胸、背、颈、臂等部位的丝虫性肉芽肿，以及丝虫性心包炎、乳糜胸腔积液、乳糜血痰及骨髓内微丝蚴症等，引起各自脏器的相应症状。

4. 丝虫病如何诊断？

丝虫病的诊断主要分为血清学诊断和病原学诊断，符合流行病学史，具有典型的临床表现，同时血清学或病原学检查阳性即可诊断。前者包括从外周血液、乳糜尿、抽出液中查微丝蚴和成虫；后者为检测血清中的丝虫抗体和抗原。如果血中微丝蚴检查阴性者可取皮下结节、浅表淋巴结、附睾结节等病变组织活检以确定诊断。

5. 丝虫病如何预防？

◆ 丝虫病的预防主要是灭蚊防蚊。

◆ 及早发现病人和带虫者，及时治愈，既保证人民健康，又减少和杜绝传染源。

◆ 加强对已达基本消灭丝虫病指标地区的流行病学监测，在监测工作中应注意：对原阳性病人复查复治，发现病人及时治疗直至转阴。

◆ 加强对血检阳性住户的蚊媒监测，发现感染蚊，即以感染蚊的住户为中心，向周围人群扩大查血和灭蚊，以清除疫蚊，防止继续传播。

6. 丝虫病如何治疗？

丝虫病的治疗主要是病原治疗和对症治疗。

病原治疗主要是乙胺嗪，近年我国研制成功抗丝虫新药呋喃嘧酮，对微丝蚴与成虫均有杀灭作用，对两种丝虫均有良好效果。

对症治疗：对于急性淋巴结炎病人，受累部位给予局部护理，如足部护理，清洗感染部位，及时给予抗菌药物治疗，足部每天涂抹抗真菌药膏。对于象皮肿病人，除给予乙胺嗪杀虫外，还可结合中医中药及桑叶注射液加绑扎疗法。严重者以显微外科手术做淋巴管血管吻合术治疗，可取得较好疗效。

7. 丝虫病预后如何？

一旦患了本病，早期足量足疗程的乙胺嗪治疗常能治愈。

晚期病例难以迅速奏效，单靠杀虫药治疗是不够的，还要配合其他辅助疗法。

必要时还可施行手术治疗，但手术效果往往不一定理想。反复多疗程的乙胺嗪治疗仍可望治愈。

四、血吸虫病防治

1. 什么是血吸虫病？

血吸虫病俗称大肚子病，是由裂体吸虫属血吸虫引起的一种慢性寄生虫病，主要流行于亚洲、非洲、拉丁美洲的 73 个国家，患病人数约 2 亿。2000 年，据世界卫生组织估计，全球血吸虫病死亡人数为 20 万人，但鉴于 10 年来加大了预防性治疗的行动力度，死亡人数应会大幅下降。

血吸虫病主要分为两种类型，一种是肠血吸虫病，主要由曼氏血吸虫和日本血吸虫引起；另一种是尿路血吸虫病，由埃及血吸虫引起。我国主要流行的是日本血吸虫病。

2. 血吸虫病是如何感染的？

本病的传播必须具备以下三个条件：虫卵入水；钉螺存在、滋生；人、畜接触疫水，但是要注意的是如果食用了带虫钉螺也可感染。

血吸虫病在热带和亚热带地区流行，尤其是无法获得安全饮用水和适当卫生设施的贫穷社区，与当地居民的饮食习惯密切相关。

血吸虫病病人的排泄物中含有可在水中孵化的寄生虫卵。这类排泄物污染了淡水就会形成疫水。人们如果接触了受污染的水，淡水螺中释放出的寄生虫尾蚴侵入人体皮肤，就会发生感染。在人体内，尾蚴长为成虫。成虫寄生在血管中，雌虫在血管中产卵。一些虫卵随粪便或尿液排出体外，继续其寄生虫的生命周期。其他虫卵则留在人体组织内，引起免疫反应，并逐渐损害人体器官。

3. 血吸虫病对人体有哪些危害？

血吸虫病症状是由身体对虫卵的反应造成的，肠血吸虫病可能导致腹痛、腹泻和便血。

90% 以上的病人有肝区疼痛、肝大，肝大是晚期病例的常见症状，往往与腹水及门静脉高压有关。

尿路血吸虫病的典型症状是血尿，尿路血吸虫病男性病人则可能会出现精囊、前列腺和其他器官病变，晚期还可能并发膀胱癌。

这一疾病还可造成其他长期不可逆转的后果，包括不育症。它可能会导致儿童贫血，发育迟缓，学习能力下降，不过经过治疗，这些影响通常是可以逆转的。

慢性血吸虫病可能会影响工作能力，对经济和健康影响相当大，某些情况下可能会导致死亡。

4. 血吸虫病如何诊断？

血吸虫病的诊断就是检测粪便或尿液标本中寄生虫卵。

在血液或尿液标本中发现抗原也是发生感染的表现。

影像学是肝型血吸虫病重要的检查方法，B 超检查可观察肝脏病变的形态学改变，判断肝纤维化程度，定位进行肝穿刺活检，彩色多普勒还可观察血流和门静脉高压的情况；CT 检查可判断肝纤维化程度，对肝脏及肠管壁钙化显示良好。对肺型血吸虫病、脑型血吸虫病的诊断也有重要价值。

5. 血吸虫病如何预防？

◆ 血吸虫病的预防主要是不在有钉螺分布的湖水、河塘、水渠里游泳、戏水。

◆ 因生产生活不可避免接触疫水者，可在接触疫水前涂抹防护油膏，预防血吸虫感染。

◆ 接触疫水后，要及时到当地血吸虫病防治部门进行必要的检查和早期治疗。

6.血吸虫病如何治疗？

血吸虫病主要是对症治疗和病原治疗。

对症疗法：①急性期持续高热病人可先用肾上腺皮质激素或解热剂缓解中毒症状和降温处理；②对慢性和晚期病人，应加强营养给予高蛋白饮食和多种维生素，并注意对贫血的治疗，肝硬化有门静脉高压时，应加强对肝疾病治疗及外科手术治疗；③患有其他肠道寄生虫者应驱虫治疗。

病原治疗：目前吡喹酮为治疗血吸虫病的首选药物，具有高效、低毒、副作用轻、口服、疗程短等优点。对幼虫、童虫及成虫均有杀灭作用。对急性血吸虫病临床治疗治愈率很高。副作用少而轻，可有头晕、乏力、出汗、轻度腹痛等。

五、钩虫病防治

1.什么是钩虫病？

钩虫病是世界上分布极为广泛的寄生虫病之一，尤其在热带及亚热带地区，人群感染较为普遍。据估计，全世界钩虫感染者人数达 9 亿左右。

在我国，钩虫病仍是严重危害人民健康的寄生虫病之一。

钩虫是钩口科线虫的统称，发达的口囊是其形态学的特征。在寄生人体消化道的线虫中，钩虫的危害性最严重，由于钩虫的寄生，可使人体长期慢性失血，从而导致病人出现贫血及与贫血相关的症状。

2. 钩虫病是如何感染的?

钩虫病病人和带虫人群是钩虫病的传染源,钩虫病的流行与自然环境、种植作物、生产方式及生活条件等诸多因素有密切关系。钩虫只有 1 厘米左右长,似绣花针大小,寄生于人的十二指肠及小肠里。

每条钩虫一天就可产卵上万个,这些钩虫卵随粪便排出人体外,在适当的条件下就可孵出幼虫。钩虫卵及钩蚴在外界的发育需要适宜的温度、湿度及土壤条件,因而感染季节在各地也有所不同。虫卵随粪便排出体外,在温度 25 ～ 30℃、湿度 30% ～ 50%、氧气充足、不受阳光直射的环境中,24 ～ 48 小时第一期杆状蚴孵出,以土壤中微生物及有机物为食,48 小时可发育为第二期杆状蚴。再经过 5 ～ 6 天,脱皮成为丝状蚴。当感染期蚴虫与人体皮肤接触时,体表的温度能使其活动能力增强,通过毛囊、汗腺口或破损处皮肤钻入人体。钻入皮肤的幼虫在皮下移行进入血管或淋巴管,进而被带入右心,经过肺动脉进入肺血管,大部分幼虫可以继续穿过微血管到达肺泡。沿支气管、气管,再随宿主的吞咽动作经食管、胃到达小肠,一部分幼虫也可随痰被吐出。

3. 钩虫病对人体有哪些危害?

钩虫病主要引起消化道病变、贫血及异嗜。初期主要表现为上腹部不适及隐痛,继而可出现恶心、呕吐、腹泻和便秘等症状,食欲多明显增加,但体重逐渐减轻,体力降低。严重感染时可出现急性消化道出血,有时被误诊为消化性溃疡、急性肠炎和慢性肠炎等。钩虫引起的消化道出血以柏油样便、血便为主。由于成虫的吸血活动,宿主长期慢性失血,铁和蛋白质不断损耗而导致贫血。

某些钩虫病病人喜食生米、生豆、瓦块、泥土、破布、煤渣、纸片等，称为异嗜症。其原因不明，可能与体内铁损耗有关。多数病人服用铁剂后，症状可消失。

4. 钩虫病如何诊断？

粪便检查以检出钩虫卵或孵化出钩蚴为确诊的依据，常用的方法是直接涂片法。免疫诊断方法应用于钩虫产卵前，并结合病史进行早期诊断。

早期诊断方法有皮内试验、间接荧光抗体试验等，但均因特异性低而少于应用。在流行区出现咳嗽、哮喘等，宜做痰及血液检查，如痰中有钩蚴及表现为小细胞低色素性贫血也可确诊为钩虫病。

5. 钩虫病如何预防？

◆ 治疗病人、控制传染源是预防钩虫病传播的重要环节。

◆ 在流行区应定期开展普查普治工作，一般宜选在冬、春季进行。

◆ 加强粪便管理及无害化处理是切断钩虫传播途径的重要措施。采用粪尿混合储存，经密封式沼气池等杀灭虫卵后，再用于旱地作物施肥。急需用肥时可用畜粪或化肥代替。

◆ 加强个人防护和防止感染，耕作时提倡穿鞋下地，手、足皮肤涂抹 1.5% 左旋咪唑硼酸酒精液或 15% 噻苯唑软膏，对预防感染有一定作用。应尽量争取使用机械劳动代替手工操作，以减少感染机会。

6. 钩虫病如何治疗？

驱钩虫药物种类很多，常需多次反复治疗才能根治。对严重感染和混合感染者可采用联合疗法。

常用驱虫药物有甲苯咪唑、阿苯达唑、噻苯唑等，除对成虫有杀灭驱虫作用外，对虫卵及幼虫亦有抑制发育或杀灭作用。

将受染部位浸入 53℃热水中，持续 20 ～ 30 分钟有可能杀死皮下组织内移行的幼虫。

对症治疗：贫血和低蛋白血症是本病的主要表现，因此应给予足量的铁剂，补充高蛋白饮食对改善贫血与消除症状甚为重要。一般病例宜于驱虫治疗后补充铁剂，但重度感染伴严重贫血者宜先纠正贫血；输血治疗仅适于孕妇或严重贫血者，已合并有贫血性心力衰竭者，输血有助于改善心功能。

六、黑热病防治

1. 什么是黑热病？

黑热病又称为内脏利什曼病，是杜氏利什曼原虫（黑热病原虫）所引起的慢性地方性传染病。过去流行于长江以北地区。

传染源是病人和病犬（癞皮狗），通过白蛉传播。

该病 1958 年基本消灭，目前全国每年有数百散发病例。

2. 黑热病是如何传播的？

每年 5 ～ 8 月为白蛉活动季节，白蛉吸吮病人的血液时，原虫便进入白蛉体内，发育繁殖成鞭毛体，7 天后白蛉再次叮咬人体时，将鞭毛体注入，即可引起感染。

原虫主要寄生在病人的血液、肝、脾、骨髓和淋巴结中。

3. 黑热病对人体有哪些危害？

潜伏期一般为 3 ～ 6 个月，最短仅 10 天左右，最长的达 9 年之久。发病多缓慢，不规则发热，初起可有胃肠道症状如食欲缺乏、腹痛腹泻等。可有类似感冒样症状。

病程较长，可达数月，有些病人发热数月仍能劳动。

脾、肝及淋巴结肿大，脾明显肿大，起病后半个月即可触及且质软，以后逐渐增大，半年后可达脐部甚至盆腔，质硬。

贫血及营养不良在病程晚期可出现，有精神萎靡、头发稀疏、心悸、气短、面色苍白、水肿及皮肤粗糙，皮肤颜色可加深，因此称为黑热病。

4. 黑热病如何诊断？

黑热病主要通过穿刺检查及皮肤活组织检查诊断。涂片法以骨髓穿刺物作涂片，染色，镜检。此法最为常用，原虫检出率为 80% ～ 90%。淋巴结穿刺应选取表浅、肿大者，检出率为 46% ～ 87%，也可做淋巴结活检。在皮肤结节处用消毒针头刺破皮肤，取少许组织液，或用手术刀取少许组织作涂片，染色，镜检。

5. 黑热病如何预防和治疗？

◆ 在流行区进行黑热病防治的宣传，提高居民自我保护意识与能力。

◆ 应用寄生虫学和血清免疫学方法查出感染内脏利什曼原虫的犬应及时杀灭。

◆ 每年 5 ～ 9 月白蛉活动季节用有机磷杀虫剂喷洒住宅等处杀灭白蛉。

◆ 保护易感人群，加强防白蛉措施，避免白蛉叮咬。

七、囊虫病防治

1. 什么是囊虫病？

囊虫病是严重危害人民健康的人畜共患性寄生虫病。囊虫病是猪肉绦虫的幼虫寄生人体各组织，如脑、眼睛等所引起的疾病，侵犯脑部最常见，其他可寄生于皮下组织、肌肉及眼部等。

绦虫病病人是唯一的传染源，青壮年发病率高。

囊尾蚴的寿命可长达十数年，因此要做到早期诊断、早期治疗、减少并发症的发生。其分布于中国 27 个省份，东北、华北、西北、西南等地区发病率较高，全国有 200 万～ 300 万囊虫病病人。

2. 囊虫病是如何感染的?

囊虫病的感染与生食猪肉习惯密切相关，也有切肉板及刀具污染猪囊尾蚴而引起感染的报道。人体囊虫病的感染方式有三种。

◆ 内源性自身感染：由于呕吐等逆蠕动，妊娠节片或虫卵反流入胃。

◆ 外源性自身感染：病人手指污染本人粪便的虫卵，再经口感染自己。

◆ 外源性异体感染：因进食污染虫卵的蔬菜、生水、食物而获得囊虫病。

发病以青年人最多，小儿受染者也不少。

猪肉绦虫病病人是囊虫病的唯一传染源。病人粪便中排出的虫卵对本人及其周围人群均有传染性。所以人体不仅是猪绦虫的终宿主，也可成为中间宿主。通过污染食物和自身感染，虫卵进入人肠道后，卵内的六钩蚴即脱壳而出，穿过肠壁进入血流，在人体不同部位发生囊虫病，其中以脑囊虫病最为常见。

3. 囊虫病对人体有哪些危害?

根据囊尾蚴寄生部位分为脑囊尾蚴病、眼囊尾蚴病与皮肌型囊尾蚴病三种。

囊虫病的潜伏期约为 3 个月，临床表现应视囊尾蚴数量、寄生部位及人体反应性而异，感染轻者可无症状，仅尸体解剖时发现。其中脑囊虫病较常见，由于囊虫侵入颅内的数目、部位不同，以及囊虫的发育过程和死亡不一，因此临床症状复杂多变。

一般而言，本病神经损害取决于囊虫数目和位置所致的机械效应及囊虫引起的炎性和中毒反应，表现为颅内压增高、局灶神经体征、癫痫、精神障碍等。少数病例由于大量囊虫进入脑内，发病急骤，出现明显的精神和神经障碍，甚至迅速死亡。

4. 囊虫病如何诊断？

囊虫病通过有肠绦虫病史，或粪便中发现绦虫卵或节片而诊断。出现癫痫、颅内高压、精神障碍三大症状，或同时伴有视力障碍、皮下结节。

免疫学检查结合影像学检查确诊。影像学检查包括 X 线、B 超、CT 和 MRI 检查，尤其后两种检查对脑囊尾蚴病的诊断有重要价值。

5. 囊虫病如何治疗？

囊虫病的药物治疗是关键，吡喹酮和阿苯达唑是抗囊尾蚴的主要药物，适用于活动期与部分退化死亡期的囊尾蚴，临床治疗皮下肌肉型和脑囊尾蚴病均有较好效果。

吡喹酮以杀虫作用为主，药效快，疗程短，但副作用大。

阿苯达唑以影响虫体的正常代谢为主，药效缓和，疗程略长，副作用较小。非活动期及部分蜕变囊尾蚴则无须抗虫治疗。

6. 囊虫病如何预防？

囊虫病会给病人带来很大的伤害，所以大家应该在平时有意识地进行预防。

◆ 在食用肉类时，要充分加热，避免食用半生不熟的食物，这样可以极大地降低患上囊虫病的概率。

◆ 带有囊虫卵的猪肉，通常被称为"米猪肉"，人们在食用之后便会感染寄生虫，在人的排便中就会出现虫卵。如果用粪便去浇灌蔬菜，蔬菜也会被感染，如果蔬菜不清洗干净就食用的话，也会使人患病，所以大家对于蔬菜，也要认真的清洗。

◆ 在对囊虫病的预防中，个人的卫生清洁也是很重要的，在饭前便后一定要洗手。

八、弓形虫病防治

1. 什么是弓形虫病？

弓形虫病又称为弓形体病，是由刚地弓形虫所引起的人畜共患病。弓形虫也称为三尸虫，广泛寄生在人和动物的细胞核内。在人体多为隐性感染（隐性感染又称为亚临床感染，是指病原体侵入人体后，仅引起机体产生特异性的免疫应答，不引起或只引起轻微的组织损伤，因而在临床上不出现任何症状、体征，甚至生化改变，只能通过免疫学检查才能发现），但发病者临床表现复杂，其症状和体征又缺乏特异性，易造成误诊，主要侵犯眼、脑、心、肝、淋巴结等。此外，弓形虫是妊娠期宫内感染导致胚胎畸形的重要病原体之一。

2. 弓形虫病是如何感染的？

弓形虫病全球流行，特殊人群如肿瘤病人、免疫抑制或免疫缺陷病人、艾滋病病人、先天性缺陷婴幼儿感染率较高，一般分为先天性和后天获得性两类，先天感染即母婴传播。

3. 弓形虫病对人体有哪些危害？

弓形虫病以隐性感染多见，临床症状多由新近急性感染或潜在病灶活化所致，临床表现复杂多样。多数婴儿出生时可无症状，其中部分于出生后数月或数年发生视网膜脉络膜炎、斜视、失明、癫痫、精神运动或智力迟钝等。

后天获得性弓形虫病病情轻重不一，免疫功能正常的宿主以急性淋巴结炎表现最为多见，约占 90%。免疫缺损者如艾滋病、器官移植、恶性肿瘤（主要为霍奇金病等）常有显著全身症状，如高热、斑丘疹、肌痛、关节痛、头痛、呕吐、谵妄，并发生脑炎、心肌炎、肺炎、肝炎、胃肠炎等。

4. 弓形虫病如何诊断？

弓形虫病的诊断需具备下述几点：临床症状和特征；排除其他与之相混淆的疾病；病原学阳性者；特异性抗体三项中有两项阳性者。

5. 弓形虫病如何预防？

◆ 做好孕前、孕中检查。

◆ 家猫最好用干饲料和烧煮过的食物喂养，定期清扫猫窝，但孕妇不要参与清扫；低温（－13℃）和高温（67℃）均可杀死肉中的弓形虫。

◆ 操作过肉类的手、菜板、刀具等，以及接触过生肉的物品要用肥皂水和清水冲洗；蔬菜在食用前要彻底清洗。

◆ 防疫人员对人群和动物特别是家畜的感染情况及其有关因素进行调查，以便制定切实可行的防治措施。

◆ 做好水、粪等无害化管理工作，特别注意防止可能带有弓形体卵囊的猫粪污染水源、食物和饲料等。

6. 弓形虫病如何治疗？

弓形虫感染人体之后，根据不同的个体给予不同的治疗。

免疫功能正常者：根据医生的诊断配给合适的药物，目前有多种药物适合治疗弓形虫感染，医生会根据病人的病情选择最有针对性的药物种类。

免疫功能低下者：可采用上述各种用药方案，但疗程宜延长，可同时加用干扰素治疗。

孕妇：有孕妇专用的弓形虫治疗药物，不可与普通弓形虫病人共用药物。

新生儿：可采用普通弓形虫治疗药物进行治疗，但用量应较轻，具体用量由医生配给。

九、华支睾吸虫病防治

1.什么是华支睾吸虫病？

华支睾吸虫病也称为肝吸虫病，是由华支睾吸虫寄生于人体的肝胆管所引起的疾病，可致宿主发生胆管炎、胆结石、肝纤维化和肝硬化，甚至发展为肝癌、胆管癌等，是食源性人畜共患寄生虫病。

2.什么是华支睾吸虫？

华支睾吸虫又称为肝吸虫，因其睾丸呈分支珊瑚状得名支睾属，且首次发现并多见于华人感染，故称为中华支睾吸虫，简称华支睾吸虫。华支睾吸虫是雌雄同体的吸虫。其生活史复杂，按发育程序可分为成虫、虫卵、毛蚴、胞蚴、雷蚴、尾蚴、囊蚴及幼虫八个阶段。成虫寄生在肝内胆管系统，尤其在胆管的分支部分，偶也可见于胰腺管内。成虫虫体狭长、扁薄，前端尖细，后端较钝圆，状似葵瓜子仁。体表无棘，呈褐色半透明。大小为（10～25）毫米×（3～5）毫米，有口、腹两个吸盘，消化器官有口、咽、食管和分支的肠管。生殖器官系雌雄同体，其两个睾丸均呈分支状，前后排列于虫体的后端。

3. 华支睾吸虫病有哪些传染源?

能排出华支睾吸虫卵的人和动物均是华支睾吸虫病的传染源,主要是被华支睾吸虫感染的人和哺乳动物,如猫、犬、鼠、猪等。人感染华支睾吸虫后,虫体寿命很长,可长期经粪便排卵,粪便散布于自然界的河沟和鱼塘,如有合适的第一和第二中间宿主存在,即可完成生活史。当地人群如有食未煮熟鱼的习惯,即可造成本病流行。家畜中猫、犬、猪,野生动物如鼠、獾、獭、貂等都有可能因食生的鱼、虾被感染而成为本病的传染源。

4. 华支睾吸虫病的传播途径是什么?

人因进食未煮熟而含有华支睾吸虫囊蚴的淡水鱼或虾而受感染。感染方式因生活习惯、饮食嗜好而有所不同。但多因生食鱼肉、虾,也有由于烤、烧、炒、煎小型鱼类不熟而感染。例如,广东、广西等地区的居民有吃"鱼生"(生鱼片)和"鱼生粥"(生鱼片加热粥)的习惯;辽宁等东北地区,特别是一些朝鲜族人也有食生鱼的习惯;全国许多地区吃"全鱼",用整条鱼煎烤,常有外皮焦黄但内部鱼肉却没有熟透,也就是未能将囊蚴杀死,因而被感染。北京、山东、河南、四川等地有吃烧小鱼或烤小鱼的习惯。有些地区居民因吃新晒干鱼或新腌鱼而被感染。此外,用切生鱼肉的刀及案板切熟食,用盛生鱼的器皿盛食,甚至饮用被囊蚴污染的生水而受染。淡水螺受感染的原因是由于吞食了人或保虫宿主动物排出的华支睾吸虫卵。由于粪便管理不当,用新鲜粪便施肥或随地大便,粪便污染了水塘、河沟,可使淡水螺受感染。有些人工养鱼地区,还有用粪便喂鱼的习惯,如把粪便倒入鱼塘,或在鱼塘上修建厕所,使粪便直接落入塘中,粪便中的虫卵可先后感染螺和鱼。

5. 华支睾吸虫病有无易感人群，流行病学特征有哪些？

人对华支睾吸虫病普遍易感，感染率高低与居民的生活卫生习惯及饮食嗜好有密切关系，我国27个省份均有感染的报道，流行区人群感染率可由 0.08% 至 57% 不等，广东、广西、吉林、辽宁、黑龙江是重度流行区。成人男性感染率较高。世界范围内华支睾吸虫感染人口数约3500万，主要分布于中国、日本、韩国、越南等国家，其中中国约1500万人感染。

6. 感染华支睾吸虫病有何症状？

一般起病缓慢，仅少数短期内重度感染的病人临床上表现为急性发病。

轻度感染者可无症状，重度感染者可出现消化不良、上腹隐痛、腹泻、精神不振、肝大等临床表现，严重者可发生胆管炎、胆结石及肝硬化等并发症。感染严重的儿童常有显著营养不良和生长发育障碍。

7. 华支睾吸虫病的诊断方法有哪些？

● 血液学检查：急性病人可有血液白细胞计数增高，嗜酸性粒细胞增多。严重感染者尚可出现嗜酸性粒细胞类白血病反应，白细胞计数可达 $50 \times 10^9/L$，嗜酸性粒细胞数可达 60% 以上。慢性病人可呈轻度贫血，白细胞总数正常或轻度增加，多数病例嗜酸性粒细胞轻度增加 5% ~ 10%。红细胞沉降率加快，血清碱性磷酸酶、丙氨酸氨基转移酶和 γ - 谷氨酰转肽酶活力增高。血浆总蛋白和清蛋白减少。

● 病原学检查：包括粪便检查及胆汁或十二指肠液检查有无虫卵，为最直接的感染证据。

● 免疫学检查：快速便捷，但不能用于确诊，仅用作初筛。

● 影像学检查：超声和CT检查均可显示肝胆系统损害的

征象。

8. 如何治疗华支睾吸虫病?

一般治疗对重症病人应先给予对症及支持疗法，如增加营养、纠正贫血、利尿消肿、利胆、护肝等，待全身情况好转后，再应用吡喹酮或阿苯达唑进行驱虫治疗。

9. 怎样预防华支睾吸虫病?

◆ 大力做好卫生宣传教育工作，提高群众对本病传播途径的认识，自觉不吃生的或不熟的鱼虾。

◆ 改进烹调方法和改变饮食习惯，注意分开使用切生、熟食物的菜刀、案板及器皿。也不用生鱼喂猫、犬。

◆ 积极治疗病人和感染者是保护人民健康、减少传染源的积极措施。

◆ 合理处理粪便，改变养鱼的习惯，都是预防华支睾吸虫病传播的重要措施。

◆ 此外，结合生产的需要，清理塘泥、消毒鱼塘对杀灭螺类有一定效果。

十、猪带绦虫病防治

1. 什么是猪带绦虫病?

猪带绦虫属于人畜共患的寄生虫，成虫即是猪带绦虫，其幼虫即是猪囊尾蚴或是猪囊虫。

猪带绦虫病是一种因食用被带绦虫幼虫污染的水、食物引起的肠道感染性疾病。

2.猪带绦虫病有哪些传染源?

猪带绦虫病的感染阶段是猪囊尾蚴,感染了囊尾蚴的猪为猪带绦虫病的主要传染源。另外,野猪、猫、犬、羊等也都可为中间宿主成为猪带绦虫病的传染源。

3.猪带绦虫病的传播途径是什么?

猪带绦虫病主要经粪 - 口传播,与卫生条件、卫生习惯和食用猪肉的方式有关。传播途径包括因食用生的或半生的含有猪囊尾蚴的猪肉而被感染,或者破损的皮肤接触疫水,以及与牲畜接触,尤其人类与牲畜的粪便处理不当的地区。

4.猪带绦虫病有无人群易感性及流行病学特征?

人对猪带绦虫普遍易感,感染猪带绦虫后人体易产生带虫免疫,对宿主再感染具有保护作用。我国患病者年龄最小者仅6 个月,最长者达 85 岁,一般以青壮年居多,而男性多于女性。

该病在我国广泛流行与分布,各地均有散发病例,在东北与华东地区较牛带绦虫病多见,其比例为 8:1 与 7.1:1,感染率由不足 1% ~ 15.2%。在云南、河南、黑龙江、吉林、广西壮族自治区等地均有地方性流行。

5.感染猪带绦虫病有什么症状?

猪带绦虫成虫寄生于人体小肠内,头节和小钩吸附于肠壁可导致肠黏膜损伤;虫体释出的代谢产物被人体吸收。

多数病例并无明显症状,少数病例可表现出腹部不适、腹痛、消化不良、腹泻和便秘等症状。

寄生猪带绦虫的幼虫常会引起严重后果,若猪囊尾蚴和棘球蚴寄生于眼、脑、肝、肺、心等重要器官,则会引起严重损害及相应的临床症状。若棘球蚴破裂,囊液进入组织可诱发超敏变态反应而致休克，甚至死亡。

6. 如何治疗猪带绦虫病？

以药物驱虫为主，如阿苯达唑、吡喹酮、氯硝柳胺或槟榔南瓜子合用。

驱治猪带绦虫病应防止恶心、呕吐，以免虫卵反流入胃或十二指肠造成自体感染导致囊尾蚴病。驱虫前可以先服小剂量镇吐药，服驱虫药后加用导泻药，加速虫卵排出，减少虫卵入血机会。

对于囊虫病，必要时手术摘除寄生部位的囊虫灶。

中医治疗：狼牙草根芽制剂。

7. 怎样预防猪带绦虫病？

◆ 普查普治，控制传染源，减少发病率。

◆ 加强卫生宣教，改变不良饮食和卫生习惯。

◆ 严格肉类检疫，严防病肉流向市场。

◆ 科学养殖畜牧，做好人畜防护，减少疫病。

（张斌青　殷小平）

第17章 淋病与梅毒防治

1. 淋病与梅毒防治顺口溜

淋病致病淋球菌，传播途径性乱伦；
泌尿生殖多染病，治疗原则三遵循。
梅毒感染螺旋体，性血产盘人唯一；
青霉四环可治愈，个人配偶群干预。

2. 什么是淋病？

淋病是淋病奈瑟菌引起的以泌尿生殖系统化脓性感染为主要表现的性传播疾病，其发病率居我国性传播疾病第二位，俗称淋病。

淋病奈瑟菌简称淋球菌，1879年由Neisseria首次分离出。淋球菌呈肾形，两个凹面相对，大小一致，长约0.7微米，宽0.5微米。它是嗜二氧化碳的需氧菌，革兰氏染色阴性，最适宜在潮湿、温度为35℃、含5%二氧化碳的环境中生长。对外界理化条件抵抗力差，最怕干燥，在干燥环境中1～2小时即可死亡，但在不完全干燥的环境和脓液中则能保持传染性10余小时甚至数天；在高温或低温条件下都不易生存，一般消毒剂容易将其杀灭。

近年来，世界淋病有明显增加的趋势。我国自1975年以后，淋病又死灰复燃，病人逐年呈直线增多，是性病主要发病病种，也是《中华人民共和国传染病防治法》中规定的需重点防治的乙类传染病。

3. 引起淋病的原因是什么？

淋病主要通过性接触传染。淋病病人是其传染源，偶尔可通过接触含淋球菌的分泌物或被污染的用具（如衣裤、被褥、毛巾、浴盆、坐便器等）而被传染。女性（包括幼女）因其尿道和生殖道短且上皮细胞发育不完全，很易感染；新生儿经过患病母亲的产道时，眼部可被感染引起新生儿淋菌性眼炎；妊娠期女性病人感染可累及羊膜腔导致胎儿感染。

淋病可发生于任何年龄，但多发生于性活跃的中青年。潜伏期平均为 3 ～ 5 天，潜伏期病人具有传染性。

4. 淋病的主要临床症状是什么？

男性感染淋球菌出现淋菌性尿道炎，早期出现尿频、尿急、尿痛，很快出现尿道口红肿，有稀薄黏液流出，24 小时后病情加重，分泌物为黄色脓性，可有尿道刺激症状；后尿道受累可出现终末血尿、血精、会阴部轻度坠胀等。一般全身症状较轻。

女性感染淋球菌多表现为淋菌性宫颈炎，70% 的女性病人无症状或症状轻微。最常见症状是阴道分泌物增多、尿痛、非经期子宫出血、经血过多等。检查可见宫颈口脓性分泌物；女性淋菌性尿道炎、尿道旁腺炎表现为尿道口红肿、触痛、有脓性分泌物；淋菌性前庭大腺炎表现为单侧前庭大腺红肿、疼痛，严重时形成脓肿，可有全身症状和发热等。

泌尿生殖器外的淋病：①淋菌性结膜炎，可发生于新生儿和成人，结膜充血、水肿，有脓性分泌物，严重者可致角膜溃疡和失明；②淋菌性咽炎，可无症状或出现咽喉部红肿、脓性分泌物；③淋菌性直肠炎，多为肛门瘙痒和烧灼感，排便疼痛，排出黏液和脓性分泌物。

5. 淋病要靠什么检查方法来判断？

男性急性淋菌性尿道炎涂片检查有诊断意义，但对于女性要进行淋球菌培养，有条件的地方可采用基因诊断（聚合酶链反应）方法确诊。

6. 淋病主要和哪些疾病鉴别诊断？

淋菌性尿道炎应与沙眼衣原体性尿道炎相鉴别。女性淋菌性宫颈炎应与沙眼衣原体性宫颈炎相鉴别。由于淋菌性宫颈炎可出现阴道分泌物等异常等症状，因此还应该与阴道滴虫病、外阴阴道念珠菌病和细菌性阴道炎相鉴别。因此，泌尿生殖系统有临床症状时要及时到正规医院接受检查。

7. 淋病在治疗过程中应注意什么？

◆ 尽早到正规医院检查、确诊、及时治疗。在确诊前不应随意治疗，确诊后应立即治疗。

◆ 明确临床类型、有无耐药、是否合并衣原体或支原体等感染，对正确地指导治疗极其重要。

◆ 遵从医嘱，配合医生进行正确、足量、规则、全面治疗，药量要充足，疗程要正规，用药方法要正确。

◆ 病人夫妻或性伴侣双方应同时接受检查和治疗。

◆ 未治愈前禁止性行为。注意休息、饮食及阴部局部卫生，治愈者应坚持定期复查。

8. 如何预防淋病？

◆ 避免不正当性行为。

◆ 提倡安全性行为，推广使用安全套。

◆ 家里有人患有淋病，要注意隔离消毒，防止交叉感染。

◆ 孕妇患有淋病，须做好新生儿预防性滴眼制度，防止新生儿淋菌性眼炎。

◆ 高危人群应定期到医院检查。

9. 什么是梅毒?

梅毒是由梅毒（苍白）螺旋体引起的慢性传染病，主要通过性接触和血液传播。梅毒螺旋体几乎可侵犯人体所有器官，并可通过胎盘传播引起流产、早产、死产和胎传梅毒，危害极大。

梅毒螺旋体系厌氧微生物，在体内能长期寄生和繁殖，具有强盛的繁殖能力和致病力，将梅毒病损标本置于冰箱内，经 1 周仍可致病。但与淋球菌一样离开人体不易生存，干燥 1～2 小时死亡，不耐温热，阳光、肥皂水和一般消毒剂很容易将梅毒螺旋体杀死，在肥皂水中立即死亡；在 1∶1000 稀释度的碳酸溶液中 15 小时死亡；在 1∶20 的甲醛中 5 分钟即死亡；1∶5000 氯化汞液可立即杀死螺旋体；1∶1000 的苯扎溴铵（新洁尔灭）和高锰酸钾也均有很好的杀灭作用。

梅毒危害人类的历史已有 500 年了。这 500 年既是人类认识梅毒、控制梅毒的历史，也是人类与梅毒相互适应的历史。在西方，曾经有一些艺术家、文学家患有梅毒，使梅毒一度被认为是"有艺术天赋的人"才能患上的疾病。几个世纪前在欧洲和世界各地流行的梅毒与现在的梅毒有显著不同，其临床表现十分严重。但随着生物的进化和微生物与人类的相互适应，现在梅毒的临床表现多较轻，已经看不到那么严重的表现了。

梅毒由葡萄牙探险商船队于 1498 年传入印度，于 1505 年传入中国。在此之前中国并无梅毒在人群中流行的记载。李时珍的《本草纲目》中述及，杨梅疮，古方不载。亦无病方传入我国。

10. 梅毒的传播途径有哪些?

梅毒病人是梅毒的唯一传染源,病人的皮损、血液、精液、乳汁和唾液中均有梅毒螺旋体的存在。传播途径有以下几种。

◆ **性接触传播**:约 95% 病人通过性接触由皮肤黏膜微小破损传播。

◆ **垂直传播**:妊娠 4 个月后梅毒螺旋体可通过胎盘及脐静脉由母体传染给胎儿。

◆ **其他途径**:冷藏 3 天以内的梅毒病人血液仍具有传染性,少数病人可经接吻、握手、哺乳或接触污染衣物、用具而感染。

11. 梅毒的潜伏期和淋病差不多吗?

梅毒的潜伏期比淋病长。梅毒螺旋体在感染部位繁殖,增殖到一定数量时才能引起临床损害。梅毒潜伏期为 10 ～ 90 天,平均 3 周,潜伏期无任何全身症状或局部症状。身体虚弱者由于抵抗力低下发病较快,潜伏期可略缩短。如果已经发生了硬下疳,接着又由于自身接种或接触病人造成的添加性感染,潜伏期可缩短,免疫功能缺陷者螺旋体较容易繁殖和扩散,潜伏期明显缩短。

由于一期梅毒潜伏期较长,又无任何症状,所以病人不知道自己已感染梅毒。潜伏期螺旋体在病人体内增殖,在组织内扩散。部分螺旋体进入淋巴管和血管,随血液循环播散至全身各处。感染后普遍有淋巴结播散,但无淋巴结肿大。

12. 梅毒分几期?

梅毒可分为一期梅毒、二期梅毒及三期梅毒。

一期梅毒：

梅毒螺旋体侵入人体后10~90天，平均3周
后在受侵局部出现硬下疳

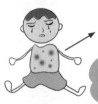

我的特点是初起
为单个暗红色斑丘疹或
丘疹，逐渐增大，很快形成
糜烂面，可单个存在，
偶可2~3个

感染数小时后，我就可在
淋巴结内繁殖，以腹股沟淋巴
结多见，称为梅毒性横痃

这时经过充分足量的治疗，
下疳可以达到根治呦

二期梅毒：一般未治疗或治疗不规范

我可由淋巴结系统进入
血液系统内大量繁殖，
可侵犯皮肤、黏膜、骨、
内脏、心血管及神经系统

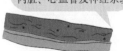

我会使受侵扰的人出现流
感症状及全身淋巴结肿大，
以皮肤黏膜疹为主，皮损
广泛对称，不痛不痒

这时虽充分治疗，皮疹消失，
但有部分患者血清不能阴转，
持续阳性，虽不具传染性，但
仍有复发的可能，复发应加倍
剂量进行治疗

三期梅毒：

未经治疗或治疗不充分，潜伏期
通常为2~4年，约有1/3发生三期梅毒

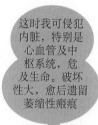
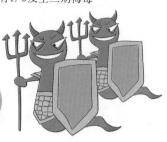

这时我可侵犯内脏，特别是心血管及中枢系统，危及生命。破坏性大，愈后遗留萎缩性瘢痕

结节性梅毒疹：红褐色或铜红色结节，质硬，有浸润，呈集簇状排列，表面被覆鳞屑或痂皮，常一端自愈另一端又起，新结节呈弧形，呈环状或花环状排列，消退后遗留瘢痕及色素沉着

13. 什么是硬下疳，有什么特点？

硬下疳是发生于梅毒螺旋体入侵部位最早的病变，又称为梅毒初疮。因其初疮的病变硬韧，故又称为硬下疳。男性硬下疳最多见部位是冠状沟和包皮内板，其次是包皮缘、包皮系带、阴茎干、阴茎头，偶尔也可见于尿道口内、阴囊和耻骨联合处。女性最多见的部位是大阴唇和子宫颈，其次是小阴唇、阴蒂、阴道前庭、阴道壁，偶尔也可发生于阴阜、会阴和大腿内侧。同性恋者多见于肛门、肛周、直肠下段、口唇、唇内板、颊黏膜、舌背、悬雍垂等。

硬下疳的特点：

- 红肿但无自觉症状，不痛、不痒，只有轻度不适感。
- 硬度要比一般性炎症的硬度和良性肿瘤大。
- 早期硬下疳血清反应可能阴性，在晚一些时间，血清反应呈阳性。
- 可自愈硬下疳从硬结期到溃烂期，再形成瘢痕痊愈，是一个自然病程，即使不治疗，也可在 3 ～ 8 周愈合。

14. 什么检查能确诊梅毒？

◆ 病原体检查：是确定一期梅毒最特异、最敏感的方法，是从硬下疳表面取渗液涂片染色，或暗视野找到梅毒螺旋体及直接免疫荧光素标记抗体试验检查，为梅毒的主要诊断依据。

◆ 梅毒血清反应：梅毒螺旋体感染后 48 小时即可产生特异性抗体，但由于浓度极低，常规方法很难检出，所以潜伏期、一期梅毒早期血清特异性反应和非特异性反应均为阴性。当硬下疳发生 2 ～ 3 周（硬结期）有半数以上变为阳性。当硬下疳发生 7 ～ 8 周（溃疡期）全部为阳性。但也有的病例为阴性，所以不能作为除外梅毒诊断的依据。

在现代实验室检测方法中，快速血浆反应素（RPR）、自动反应素实验（TPI）、荧光梅毒螺旋体抗体吸收实验（FTA-ABS）敏感性较强，一期梅毒平均检出率可达到 85% 以上。RPR 反映梅毒的活动性，故治疗后，反应性可消失。即使暗视野检查已获阳性，一般也应再做 RPR，以供治疗后作为随访时的比较基线。90% 采用梅毒螺旋体血凝集试验（TPHA 或 MHA-TP）能检测到螺旋体表面蛋白抗体。如为阴性，也不能除外诊断梅毒螺旋体感染，一旦促使 MHA-TP 阳性，其阳性保持终身。

15. 梅毒无明显症状时需要治疗吗？

需要。无论早期还是晚期隐性梅毒，都应积极治疗，以免二期、三期症状出现，更防止内脏梅毒的发生，患有隐性梅毒的妊娠妇女，必须及时进行驱梅治疗，以免传染给胎儿。

早期隐性梅毒的治疗应选择妥善的治疗时机：

◆ 潜伏期发现血清中梅毒螺旋体阳性时。

◆ 潜伏期血清反应增强时。

◆ 复发性梅毒疹明显时。

16. 如何预防梅毒？

◆ 反对不正当的性行为。

◆ 疑似病人均应进行预防检查，做梅毒血清试验以便早期发现新病人并及时治疗。

◆ 确诊梅毒病人必须强迫进行隔离治疗，病人的衣物及用品如毛巾、衣服、剃刀、餐具、被褥等，要在医务人员指导下进行严格消毒，以消灭传染源。

◆ 梅毒病人的所有性伴侣应进行预防检查，追踪观察并进行必要的治疗，未治愈前绝对禁止与配偶开始性生活。

◆ 患梅毒的妊娠妇女，应及时给予预防性治疗，以防止将梅毒传染给胎儿。

(李梅芳　蓝海洋　董家鸿)

第18章 疟疾防治

1.疟疾防治顺口溜

> 疟疾病原疟原虫，忽冷忽热有特征；
> 屠氏青蒿疗奇效，灭蚊水塘与树丛。

2.什么是疟疾？

疟疾，俗称"打摆子""瘴气"，是经按蚊叮咬或输入带疟原虫者的血液而感染疟原虫所引起的虫媒传染病，主要流行在非洲、东南亚等热带地区，每年有数以亿计的人感染疟疾，死亡人数高达数十万。

3.疟疾的病原体是什么？

病原体是疟原虫，为血液寄生虫，疟原虫主要是寄生在人体红细胞内，干扰和影响红细胞代谢，导致红细胞自溶破裂，其毒素释放至血液中，常以寒战，发热为主要临床症状。

4.疟疾是怎样传播的？

当雌性媒介按蚊叮吸带有疟原虫人的血液时，疟原虫随血液进入蚊体，在适宜温度条件下，疟原虫经过发育、繁殖形成子孢子。进入蚊子唾液腺的子孢子在蚊子再吸血时随唾液进入人体传播疟疾。输入带有疟原虫人的血液、使用被带有疟原虫人的血液污染的注射器等也可传播疟疾。疟原虫也可经胎盘传给胎儿，但比较少见。

5. 疟疾的临床症状有哪些？

疟疾具有周期性发作的特性，每天或隔天或隔 2 天发作一次，发作时依次出现发冷、发热、出汗等症状，其后体温恢复正常，发作多次后可出现脾大和贫血。

有些病人的症状不典型，只有发热、头痛、乏力等像感冒的症状，容易被误诊。

重症病例出现昏迷甚至死亡。

6. 如何治疗疟疾？

针对恶性疟原虫引起的无并发症疟疾，世界卫生组织建议使用以青蒿素为基础的联合疗法。重症疟疾应该使用可注射青蒿琥酯，病人只要可以口服药物就应立即进行完整青蒿素为基础的联合疗法治疗。只要及时就诊，按时服药，就能治好。

7. 如何预防疟疾？

◆ 防止蚊虫叮咬是预防疟疾最有效的办法，如使用蚊帐、纱窗纱门、蚊香等，外出时尽量穿长袖衣裤或涂抹驱蚊剂。

◆ 如果有原因不明的发热或感冒样症状需立即到医院就诊和治疗。

8. 在国外时需注意什么？

◆ 在国外，特别是在非洲，有发热症状时，首先要想到可能得了疟疾，要尽早就医。

◆ 回到国内也不能大意，因发热就医时，要主动告诉医生曾去过非洲，通过验血进一步确诊。

9. 世界疟疾日是哪一天?

2007 年 5 月,第六十届世界卫生大会通过决议,决定从 2008 年起将每年的 4 月 25 日定为世界疟疾日。

10. 疟疾克星青蒿素是怎么发现的?

20 世纪 50 年代,全球疟疾疫情严重,耐药寄生虫的大规模出现对疟疾治疗形成了严峻挑战,开发新型抗疟药物迫在眉睫。

屠呦呦在"523"项目中承担抗疟中药的研发工作,通过查阅中医药典籍,收集用于防治疟疾的方剂和中药,项目组选择了 640 余种可能有效的中草药进行研究,并对 380 多种提取物进行测试。

然而,初期的结果并不令人满意,但他们并没有放弃。受到东晋名医葛洪《肘后备急方》中记载的"青蒿一握,以水二升渍,绞取汁,尽服之"的启发,提取青蒿素的过程中可能需要避免高温。研究团队改用沸点低的乙醚进行低温提取得到青蒿中性提取物,对鼠疟的抑制效果有了显著提高。经过反复实验,结果显示青蒿提取物能大幅杀灭疟原虫,疗效优于氯喹。

1972 年 11 月成功分离出一种无色结晶,后将其命名为青蒿素。

11. 青蒿素的治疗效果如何?

至 20 世纪 80 年代,青蒿素及其衍生物已成功地治愈了成千上万的中国疟疾病人。在疟疾重灾区非洲,青蒿素已经拯救了上百万人的生命。临床数据表明,青蒿素与作用较慢的甲氟喹或哌喹联合使用,可迅速改善恶性疟原虫感染症状并促进寄生虫的清除。与此同时,青蒿素对之前出现的耐药株的治疗效果也十分显著,且毒性和安全问题也鲜有报道。数十年的临床结果和数据统计都证明了青蒿素的疗效与安全性。

2005 年世界卫生组织正式推荐 3 天的青蒿素联合疗法（artemisinin combination therapy，ACT）作为抗击疟疾的一线疗法。

截至目前，青蒿素联合疗法仍是最有效的抗疟疗法。

2015 年 10 月，屠呦呦因创制新型抗疟药——青蒿素和双氢青蒿素的贡献，与另外两位科学家共享 2015 年度诺贝尔生理学或医学奖。

（鲁植艳）

第 19 章　其他乙类传染病防治

一、百日咳防治

1. 百日咳防治顺口溜

> 痉挛阵咳鸡鸣音，精神萎靡莫大意。
> 联合疫苗百白破，婴儿早用莫迟疑。

2. 什么是百日咳？

百日咳是由百日咳鲍特杆菌引起的一种高度传染性疾病，可导致阵发性咳嗽，咳嗽终末时通常出现深长的高调吸气性喉鸣音。百日咳常见于儿童和青少年。感染者通过咳嗽产生飞沫飘浮于空气中，周围的人均可通过呼吸道传播。感染后可激活免疫系统，但不是终身，二次感染后症状较轻。该病至今仍是发展中国家的主要病种，未接受免疫的人群每隔 2～4 年会发生一次流行。

3. 百日咳的临床症状有哪些？

症状始于接触病菌后 1～2 周，病程持续 6～10 周，经历三个阶段。

轻度感冒状症状：喷嚏、流涕、食欲缺乏、精神萎靡、夜间干咳及全身不适，患儿可有声音嘶哑，但很少发热。

　　重度痉挛性咳嗽发作：出现于 10 ～ 14 天之后。痉挛性咳嗽发作时成串出现，然后紧跟一声深长、高调鸡鸣样的吸气吼声；之后，呼吸可恢复正常，继而又一次发作。期间常伴有咳出大量黏液脓痰（一般会被吞下或形成一个大泡从鼻腔冒出）。婴、幼儿可出现呕吐、呼吸困难或皮肤发绀。约有 1/4 的患儿并发肺炎或中耳炎，少数可累及患儿脑部，并发症主要是惊厥。

　　逐渐恢复期：数周后，痉咳逐渐缓解，但咳嗽症状可维持数周至数月，虽然恢复较慢，但大部分患儿可痊愈，1 岁以下的儿童死亡率为 1% ～ 2%。

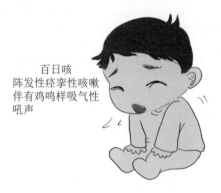

百日咳
阵发性痉挛性咳嗽
伴有鸡鸣样吸气性
吼声

4. 百日咳如何确诊？

　　百日咳通过黏液样本培养及其他检测方法以确诊。

　　根据典型的痉咳或其他症状对疑似患儿从鼻腔后方或咽部取黏液样本进行培养可确诊。其他检测方法如聚合酶链反应或快速检测测试有助于诊断。

5. 百日咳的治疗方法是什么？

　　轻症：轻度症状的年长儿可在家按疗程服用抗生素治疗。轻度症状的婴、幼儿仍建议住院治疗。在家治疗的儿童应从出现症状开始至少隔离4周，直至症状消退为止。

重症：重症患儿住院治疗需隔离。为消灭引起百日咳的细菌，建议口服红霉素或阿奇霉素，如并发肺炎或中耳炎，也需要抗生素治疗。

6. 百日咳如何预防？有接种的疫苗吗？

◆ 百日咳可通过接种疫苗预防，儿童应正规实施针对百日咳的免疫接种或补针。

◆ 对接触了百日咳的所有年龄人群，不管是否接种过疫苗，均应及时确诊并预防性使用抗生素。

7. 一定要100天才能治疗好吗？

患儿应尽早诊断、正规治疗和加强护理及营养支持，可以缩短治疗病程。

8. 百日咳的命名史

人类疾病史上，"百日咳"是古代已有的传染病，但是百日咳的命名，不是中医所延伸出来的，也不是来自西医医学词典，中国医学界确定并正式采用"百日咳"的病名迄今还不到100年。古代医学称其为"鸡咳""鹭鸶咳"，清代吴瑭《温病条辨》记述："凡小儿连咳数十声，不能回转，半日方回，如鸡鸣声。"清代赵学敏《本草纲目拾遗》除了记述"顿呛"时的主要症状"从小腹下逆上而咳，连嗽数十声，少住又作，甚或咳发必呕，牵至两胁，涕泪皆出"，还说其有"连月不愈"的病程特点。

西医的名称，一为激烈的咳嗽，二为"荷荷声音"的咳嗽，上述声音均无"百日"的意思。至于文字"百日咳"的命名，是于19世纪40年代以来，先后来华的数十位西方医生、中国的医生和若干位中医医生、学者，对包括百日咳在内的西医学汉文名词经历多次反复推敲、商讨之后确定的。

二、白喉防治

1. 白喉防治顺口溜

> 异染颗粒菌棒槌，碲盐菌落呈黑灰。
> 咽喉假膜身中毒，窒息心炎两高危。
> 急防需要抗生素，加追疫苗莫迟疑。

2. 什么是白喉？

白喉（diphtheria）是由白喉棒状杆菌引起的一种传染性、有致命性的上呼吸道感染疾病。白喉常见于儿童。多通过飞沫传播细菌。该病常见于非洲、南美洲、南亚和东南亚及中东的热带、亚热带发展中国家，发达国家少见。

3. 白喉有哪些症状？

轻症：患儿通常在感染细菌 5 天左右开始发病，随后数天内出现症状，主要表现为咽喉疼痛、呼吸困难、声音嘶哑、全身不适及低热，也可出现心率加快、恶心、呕吐、寒战及头痛，颈部淋巴结常肿大，如咽部感染可引起水肿，阻塞呼吸道并引起呼吸困难。查体可见扁桃体附近或咽喉其他部位形成一个质硬的灰色假膜，如假膜体积较大时导致气道狭窄，患儿吸气时可发出响亮的喘息声。

重症：白喉杆菌释放毒素会损坏神经系统，特别是支配面部、咽喉、手臂和腿部肌肉的神经，导致吞咽困难、动眼无力、四肢活动障碍等临床症状。如侵犯心脏，可导致心肌炎。如累及皮肤，可导致形态各异的溃疡，溃疡可疼痛、发红和渗液。总体而言，死亡率约为 3%。

4.白喉如何确诊?

- 取扁桃体附近或咽喉其他部位的灰色假膜样本培养。
- 如出现皮肤溃疡,可做细菌培养。
- 如怀疑心脏受累,需做心电图检查。

5.白喉的治疗方法是什么?

轻症或重症:建议重症者在监护室进行治疗,并及时注射抗体(抗毒素),同时应用抗生素如红霉素、青霉素等。患儿治疗期间应隔离,直至停用抗生素后两次血培养确定细菌已被杀灭。

并发症:

- 皮肤溃疡:建议使用肥皂水彻底清洗溃疡表面并服用10天以上抗生素以防感染。
- 心脏受累:建议不要太早恢复下地活动。

6.白喉如何预防?

◆ 白喉可通过疫苗预防,儿童应正规实施针对白喉的免疫接种或补针。

◆ 对接触了白喉的所有年龄人群,不管是否接种过疫苗,均应及时确诊是否感染并预防性使用抗生素。

三、新生儿破伤风防治

1.什么是新生儿破伤风?

牙关紧闭面狰狞,口角上翘苦面容;
上肢屈曲下肢直,脊柱弓张需警惕。

新生儿破伤风是由厌氧菌破伤风梭形杆菌侵入脐部产生毒素引起的急性严重感染性疾病。

主要表现为牙关紧闭、肌肉僵硬或不自主的收缩（痉挛）。

常见于新生儿。多通过脐带残端直接接触传播。

该病常见于发展中国家，发达国家少见。

2. 新生儿破伤风的症状是什么？

病毒潜伏期为 4 ~ 7 天，此期间越短，病情越重，并发症发生的概率越高，病死率增加。

轻症：患儿哭闹、口张不大、吸吮困难及牙关紧闭、面肌紧张、口角上牵，呈苦笑面容或伴有阵发性双拳紧握。

重症：上肢过度屈曲，下肢伸直，呈角弓反张状，呼吸肌和喉肌痉挛，皮肤青紫。任何轻微刺激即可诱发痉挛发作。

3. 新生儿破伤风如何确诊？

● 根据不洁断脐病史、出生后典型发作表现以确诊，如为疑似患儿，可行压舌板试验观察。

● 如出现败血症，可做细菌培养。

● 如怀疑肺部受累，需做胸部 DX 检查。

4. 新生儿破伤风如何治疗？预后怎样？

治疗原则：控制痉挛、预防感染、保证营养。

● 控制痉挛：是治疗成功的关键，首选地西泮缓慢静脉注射，但不适合做维持治疗，可与地西泮交替使用，如重症新生儿，可缩短注射时间。

● 尽早注射马血清破伤风抗毒素中和游离破伤风病毒。

● 静脉滴注青霉素或头孢菌素、甲硝唑，杀灭破伤风杆菌。

● 保持环境安静。

● 并发症：对症积极治疗。

●预后：经过及时治疗，2～3个月可完全恢复健康。

5. 新生儿破伤风如何预防？

◆ 做好破伤风的宣教工作，鼓励住院分娩或新法接生，严格遵守无菌操作，做好术前消毒工作。

◆ 对疑似患儿尽快接受破伤风抗毒素注射。

6. 新生儿破伤风防治顺口溜

此疾又名七日风，梭形杆菌侵脐病；
牙关紧闭肌肉痉，多发偏远与超生。
国家纲要早已定，消破保健护儿童；
住院分娩三消毒，肌注破抗防脐风。

四、猩红热防治

1. 什么是猩红热？

猩红热是由 A 组 β 溶血链球菌引起的急性呼吸道传染病。猩红热常见于儿童。带菌者为主要传染源，尤其是已经出现咽峡炎的患儿，主要通过以咳嗽或打喷嚏的形式飞沫传播，另外，传播方式包括接触受感染的伤口或皮肤上的创面。一年四季均可发生，冬春季多，夏秋季少；温带地区多见，而寒热带地区少见。

2. 猩红热防治顺口溜

猩红传播链球菌，流行出疹莫大意。
耳后颈胸褶皱处，压之褪色有痒意。
发热咽疼可治愈，及时诊治皆欢喜。

3. 猩红热的症状有哪些？

潜伏期：通常 2 ～ 5 天。

前驱期：高热、咽部肿痛，可伴有脓性渗出液，多伴有头痛、全身不适等全身中毒症状。

出疹期：皮疹是猩红热的最重要特征，通常发热第二天开始出疹。开始出疹部位是耳后、颈及胸部，像粗糙的砂纸，尤以胸部和皮肤褶皱处明显，24 小时内蔓延到全身。典型的皮疹为分布均匀的针尖样皮疹，压之褪色且伴有痒感，大多在 48 小时达到高峰，之后按照出疹的顺序逐渐消退，2 ～ 3 天退尽，重者可持续 1 周。皮疹消退 1 周后开始蜕皮，蜕皮顺序与出疹顺序一致。舌部可表现为草莓舌。

并发症：耳部感染可扩散至鼻窦导致鼻窦炎或扩散至乳突导致乳突炎；在病程的 2 ～ 3 周后，如累及远处脏器可出现肾小球肾炎或风湿热。

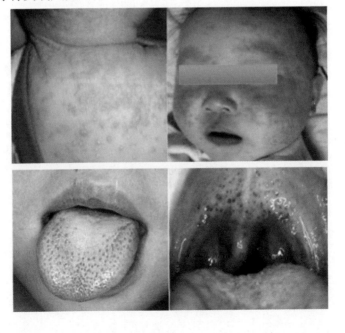

4. 猩红热的诊断方法是什么？

◆ 流行病学资料：有接触猩红热病史。

◆ 临床表现：出现发热、典型的皮疹、咽峡炎。在全身弥漫皮肤潮红的基础上可以出现很小的疹子，发热一天后可以出现，疹间皮肤不正常。

◆ 实验室的检查

● 分泌物培养和涂片，有 A 组 β 型溶血性链球菌可确诊。

● 多价红疹毒素试验，在发病早期呈阳性，而恢复期转为阴性者。

5. 猩红热的治疗方法是什么？预后怎样？

轻症：通常在 1 ～ 2 周自愈，但是接受抗菌治疗可帮助恢复及预防并发症的发生。治疗期间注意隔离，严密观察。

重症：卧床休息，注意呼吸道隔离和手卫生；青霉素为治疗猩红热的首选药物。中毒型或脓毒型患儿应加大剂量，另可补液、纠正酸中毒等对症治疗,加强护理,保持皮肤及口腔卫生,充分休息；对已化脓的病灶必须及时切开引流。

并发症治疗：对症积极治疗后随诊。

预后：本病在早期足量抗感染治疗后，预后良好。

6. 猩红热如何预防？

◆ 目前尚无有效措施对猩红热进行预防，可及时发现并进行正规治疗。

◆ 日常注意内容

● 勤洗手，尤其是吃东西之前和接触传染源后。

● 不要和病人共享餐具或食物。

● 打喷嚏和咳嗽时遮住口鼻。

● 治疗期间隔离，待咽试纸培养 3 次均阴性后再解除隔离。

五、布鲁氏菌病防治

1.布鲁氏菌病防治顺口溜

> 家畜饲养或接生，务必重视手卫生。
> 发热盗汗体减重，类似结核多链攻。

2.什么是布鲁氏菌病?

　　布鲁氏菌病是由布鲁氏菌的若干菌种引发的人畜共患的传染病，以发热和全身症状为主。感染者见于各个年龄段人群。感染途径主要是通过接触带菌的动物，或摄入未经消毒的被污染的牛奶或其他奶制品经消化道传播。高危人群包括实验室工作人员和有可能接触带菌动物的人，包括肉包装工人、兽医、农民或家畜饲养或接生者，高浓度病菌也可在密闭的空气中传播，饲养宠物感染概率较低，人际间传播较少。另外，存在免疫缺陷的病人尽量不要接触带菌动物。多见于中东、地中海地区，墨西哥等中美洲国家。发病高峰位于春夏之间。死亡率小于2%。

3.布鲁氏菌病的症状有哪些?

　　早期症状：潜伏期一般为 1 ～ 3 周。典型症状是发热，可在数月乃至数年出现，其他症状包括寒战、盗汗（晚上为主，可湿透衣裤、被褥）、下腰部骨和关节疼痛，也可有腹泻。

　　后期症状：食欲缺乏、体重减轻、便秘、睡眠障碍和抑郁，病变可累及脑、脊髓和脑脊膜，以及脊柱、四肢长骨、关节和心脏瓣膜。

4.布鲁氏菌病的诊断方法是什么？

- 血液检验或细菌培养或细菌抗体检测。
- 流行病学病史。

5.布鲁氏菌病如何治疗？预后怎样？

轻症：大多数病人不经治疗可在 2～3 周后康复，不过有些病人的感染会持续不减退。

重症：联合使用两种抗生素，可增加治愈的概率，如多西环素口服和链霉素或庆大霉素注射。

并发症治疗：对症积极治疗后随诊。

预后：病后可获得一定免疫力。本病经早期、足量抗感染治疗后，预后良好，大部分可治愈。

6.布鲁氏菌病如何预防？

- ◆ 暂无疫苗预防。
- ◆ 对于接触家畜及其衍生物的人群、家畜接生者，应提高个人防护意识。
- ◆ 疑似病人及早确诊、正规治疗。

六、钩端螺旋体病防治

1.钩端螺旋体病防治顺口溜

接触疫水进钩体，暗镜检查看动力；
寒热眼疼与腿疼，青霉治疗有效力。

2. 什么是钩端螺旋体病?

钩端螺旋体病是由各种不同型别的钩端螺旋体引起的一种急性全身性感染性疾病。感染者见于各个年龄段人群。感染源包括野生和家养动物,主要物种是老鼠、猪和犬。感染途径主要是通过直接或间接接触带菌动物的尿液或尿液污染的土壤或水源而感染。高危人群包括农民、下水道工人和屠宰场工人,不过也有普通人在户外活动时如游泳、涉水时感染。世界各地均有发生,以东南亚热带国家的疫情较为严重。发病高峰位于夏季和早秋季,死亡率小于 2%。

3. 钩端螺旋体病的症状有哪些?

90% 的感染者症状较轻,10% 左右的感染者可有多个脏器受累而导致潜在致命性结果。

第一阶段:感染后 2 ~ 20 天,病人出现发热、头痛、咽喉痛、小腿和腰背部重症肌肉痛及寒战,3 ~ 4 天眼球充血,部分病人出现咳嗽或伴咯血、胸痛。

第二阶段:上述症状数天后复发,主要表现为发热、颈部僵硬和疼痛(原因是免疫系统在清除体内细菌时发生炎症反应,脑脊膜受累)。此阶段部分病人出现潜在致命性风险的主要症状为黄疸、出血风险,如鼻出血、咯血或皮肤、肺组织出血,或心、肾、肺等脏器功能衰竭。

4. 钩端螺旋体病如何诊断?

取血液、尿液或脑脊液(脑膜炎病人)的样本进行培养和分析,检测到相关抗体即可诊断。

5. 钩端螺旋体病如何治疗? 预后怎样?

轻症:口服阿莫西林或多西环素。

重症：静脉注射青霉素或氨苄西林，必要时补充液盐。

并发症治疗：对症积极治疗后随诊。

预后：因不同类型的病原不同，预后差异性较大。轻症病人预后良好，重症病人死亡率较高，发生黄疸者为5%～10%，年龄较大病人为甚。

---

6. 钩端螺旋体病如何预防？

◆ 暂无疫苗预防。

◆ 口服多西环素可预防感染。

（张志杰　吴玲霞　张玉忠）

第20章 其他丙类传染病防护

一、流行性腮腺炎防护

1. 什么是流行性腮腺炎？

流行性腮腺炎是一种由病毒引起的感染，它可导致两侧位于耳前和颌上的腺体肿大，这些腺体就是"腮腺"。其传染性极强，可经呼吸道飞沫、直接接触或者含病毒的污染物传播。

发病高峰期通常在晚冬至早春季节，全年均有零星暴发。

最常见于学龄期儿童及高校青年人群，很少发生在1岁以下的婴儿。

腮腺炎在过去比现在要常见。现在大多数儿童都会接种预防腮腺炎的疫苗，即麻腮风三联疫苗，从而腮腺炎的发病率大幅下降。麻腮风三联疫苗是将抗腮腺炎和其他两种感染（麻疹与风疹）的疫苗结合到一剂中形成的三联疫苗。

2. 流行性腮腺炎的症状是什么？

一些病人没有症状。但在大多数病人中，早期症状可有发热、疲倦、疼痛、头痛或食欲缺乏。早期症状出现约2天后，腮腺开始肿胀。从暴露到症状发作的潜伏期通常为16～18天（范围为12～25天）。

流行性腮腺炎病人通常在症状发生前3天至发生后9天具

有传染性。

腮腺炎可能为单侧或双侧发病，90% 的病人先出现单侧腮腺症状，数天后出现对侧腮腺症状。腮腺肿胀可持续长达 10 天。

流行性腮腺炎通常具有自限性，大多数病人会在数周内完全康复。

3. 流行性腮腺炎怎么预防？

控制流行性腮腺炎的传播较难，因为在腮腺临床症状出现之前数天唾液中就已存在病毒，而且无症状病人也可发生病毒排出。

◆ 对住院病人需要采取飞沫隔离措施，直到腮腺肿胀消退。从诊断之日起到症状出现后至少 5 天，这期间门诊病人应避免接触他人，即病人应当休假在家，并尽量独处一室。

◆ 流行性腮腺炎大部分可通过暴露前接种疫苗预防。一旦发生暴露，则暴露后疫苗和免疫球蛋白接种均不能阻止疾病发生，也无法减轻疾病的严重程度（无暴发时）。

对于在流行性腮腺炎暴发流行期间被公共卫生机构认定为感染风险较高者，应进行免疫接种。

二、风疹防护

1. 什么是风疹？

风疹是由风疹病毒引起的一种导致面部和身体出现红色皮疹的感染，也被称为"德国麻疹""三日麻疹"。

风疹在过去比现在要常见。现在有一种疫苗可预防感染风疹病毒，即麻疹、腮腺炎和风疹联合疫苗。

风疹对胎儿可能非常危险。如果孕产妇发生风疹，胎儿可能会死亡或早产，或者导致胎儿畸形。这些畸形包括听力损失，终生性的学习问题，胎儿体型小，心脏问题。眼部问题，如果妊娠前期发生风疹，则孩子更可能出现问题。

2. 风疹的症状是什么?

风疹的症状通常较轻微，但儿童和成人的症状有所不同，成人的症状更重些。

在儿童中，最常见的症状为皮疹、轻度发热及淋巴结肿大。皮疹一般开始于面部，一般在约 24 小时后播散到身体其余部分。风疹引发的皮疹通常会在 3 天后消退，但也可持续长达 8 天。部分儿童会出现眼睛发红和刺激感，口部皮疹，或两者均出现。

成人风疹病人可出现皮疹、发热和淋巴结肿大，症状类似于儿童病人。还会出现像流感症状的不适感，膝部、腕部和手指关节疼痛，眼睛发红或刺激感，睾丸疼痛或肿胀等。

3. 风疹是如何传播的?

如果您未发生过风疹，也未接种过风疹疫苗，您可因为靠近感染者而感染风疹。例如，您可通过接触病人或病人接触过的许多物品而发生感染。如果您或您的孩子有风疹，您可帮助预防其传播。

您应该在皮疹出现后的 7 天期间待在家或让您的孩子待在家，并经常清洗您的双手，或使用含酒精洗手液。

4. 怎么预防风疹?

风疹疫苗可预防这种感染。儿童应在 12 ~ 15 个月大时注射风疹疫苗，然后在 4 ~ 6 岁时再次注射。儿童应该在入学前完成第二次疫苗注射。

在儿童期未接种过风疹疫苗的成人应该接受至少 1 次疫苗注射。这对于计划妊娠的女性非常重要。女性在妊娠期间不能接种风疹疫苗。

风疹对于胎儿很危险，因此每个人都应接种风疹疫苗，这一点很重要。这可降低妊娠女性发生风疹的风险。

三、麻疹防护

1. 什么是麻疹？

麻疹是一种可造成皮疹、发热和咳嗽的感染，由麻疹病毒感染所致。这种病毒在人之间极易传播。

麻腮风三联疫苗（MMR）能预防麻疹、腮腺炎和风疹这 3 种感染，预防麻疹需要注射 2 剂 MMR 疫苗。

有麻疹发生风险的人群包括年龄太小而不能注射麻疹疫苗的儿童，未曾注射过麻疹疫苗的人群，未注射第二剂麻疹疫苗的人群，进行了注射但效果不佳的人群。

麻疹可使肺部、耳部或脑部问题，部分病人较严重，或可致死。对于有艾滋病病毒（HIV）感染／艾滋病（AIDS）或癌症的人群、妊娠女性、食物或维生素摄入不足的人群、婴儿或高龄人群，若发生麻疹，引起严重问题的风险很高。

2. 麻疹有什么症状？

初始症状可有发热、类感冒症状、食欲缺乏、口腔内膜白斑。初始症状后，许多病人会出现红眼、流眼泪、对光敏感、打喷嚏和咳嗽，以及开始于面部并向身体扩散的红色皮疹及咽痛等。

多数病人会在皮疹出现后 2 天左右开始感到好转，3 ～ 4 天后，皮疹开始变成棕色并消退，皮肤可发生蜕皮。

许多病人会在皮疹消退后咳嗽会持续存在 1 ～ 2 周。部分麻疹病人存在其他症状，如头痛、胸痛或呼吸问题。

3. 如何预防麻疹？

如果未曾发生过麻疹，也没有接种过 MMR 疫苗，接近感染者或前往其曾待过的地方可导致感染。麻疹病人的传播性始于皮疹显现前 5 天左右，持续到皮疹消退后 4 天左右。MMR 疫苗可预防。

儿童都应在 12 ～ 15 个月大时接种 MMR 疫苗，然后需要在 4 ～ 6 岁时注射另一剂疫苗。儿童应在入学前接种第二剂疫苗。

4. 如何根据出疹时间判断常见出疹性疾病？

根据发热与出疹的时间顺序，医务工作者将一些出疹性疾病编了一个口诀：

水（水痘）猩（猩红热）花（天花）莫（麻疹）悲（斑疹伤寒）伤（伤寒）。

一般水痘发热 1 天出疹，猩红热发热 2 天出疹，天花发热 3 天出疹，麻疹发热 4 天出疹，斑疹伤寒发热 5 天出疹，伤寒发热 6 天出疹。

当然，在临床上，这些疾病的发热与出疹时间也不一定完全一致。如出现皮疹，请及时至医院就诊并由专科医师评估诊断。

5. 麻疹患儿不能吹风、需要多盖被子多穿衣吗？

民间一直传言，麻疹患儿不能吹风，需要多盖被子多穿衣，不要降温，可以让皮疹尽快出满全身，能让疾病尽早痊愈。

麻疹的特点就是发热、出疹，且出疹是有规律的，自耳后、发际，逐渐蔓延至头面、胸背部、腹部、四肢，最后手掌、足心出疹，出疹期间患儿会反复高热，在皮疹出满全身后体温下降。

在患儿高热期间，不建议让患儿多盖被子多穿衣捂着，因为这样导致患儿身上热量散发不出去会导致体温更高。

建议多喝水、温水擦浴、温水淋浴、物理降温，若有高热可服用解热药。

四、急性出血性结膜炎防护

1. 什么是急性出血性结膜炎？

急性出血性结膜炎俗称红眼病，是一种高度传染性的眼部感染，特征为疼痛、眼睑水肿和球结膜下出血。该疾病有自限性，并且很少导致永久性视力障碍。本病病原为微小核糖核酸病毒科中的新型肠道病毒 70 型（enterovirus 70，EV70）或柯萨奇病毒 A24 型变种（Coxsakie virus A24，CA24v）。

通过间接途径进行传播，包括眼睛分泌物、手指和污染物。拥挤及不卫生的环境会促进疾病的快速传播。症状在 2～3 天时到达顶峰，感染在 10 天内消退，无并发症。对于严重病例，角膜炎可能持续数周，但不会导致永久性瘢痕。

2. 急性出血性结膜炎的主要症状表现是什么？

潜伏期短，一般为 24 小时左右。最长不超过 3 天。

起病急，开始时可为双眼，也可为单眼，但迅速累及双眼。发病后即出现剧烈的异物感、眼痛及怕光流泪等症状。分泌物初起为浆液性，以后变为黏液纤维素性。眼睑肿胀，结膜下出血，多发性角膜上皮剥脱，点状上皮下浸润，结膜充血、水肿，结膜滤泡及耳前淋巴结肿大。眼睑肿胀轻重不同，所有病人都可发生。其肿胀为水肿性，不伴红痛，通常数日即可消退。球结膜下出血发生率高达 70% 以上，因而有"急性出血性结膜炎"之称。出血多在 1～2 天发生，轻者 1 周左右自行吸收，重者需 1 个月才能吸收。

临床上根据结膜下是否出血分为两型：出血型多见于年轻病人；水肿型则见于高龄病人。

多数病例在发病时可有耳前颌下淋巴结肿大，并有压痛。

---

3. 急性出血性结膜炎有什么防控措施？

◆ 卫生教育，宣传个人爱眼卫生，养成勤洗手，不揉眼，分巾、分盆的卫生习惯。

◆ 重视公共卫生，加强对游泳池、浴池、理发室、旅馆的卫生管理与监督。

◆ 病人的隔离与消毒。

◆ 接触者及其直接接触环境的管理。

急性出血性结膜炎高度传染性及人群普遍易感是其暴发流行的主要原因。患眼结膜泪液、眼分泌物含有大量病毒，是其主要传染来源。通过患眼—污染病毒的手、物、水—健眼途径接触传播。此外，病原体 CA24v 可从病人咽部、粪便中检出。EV70 偶从粪便分离，这提示病毒通过飞沫、粪便传播的可能性。

早期发现病人，对病人采取隔离，防止家庭成员间、群体间接触传播是极其重要的。

隔离期至少 7 ～ 10 天。病人洗脸用具严格隔离使用，每日煮沸消毒或开水浇烫。病人接触使用的物品用 75% 酒精擦拭消毒。污染物煮沸消毒。家庭成员、密切接触者接触病人后用 75% 酒精消毒双手。医务工作者诊治病人后必须认真用 75% 酒精消毒双手及用物以后再接触其他病人。使用的仪器、物品用 75% 酒精或 84 消毒液等擦拭消毒，严防医源性传播。

急性出血性结膜炎流行期间，医院眼科设急性出血性结膜炎专台门诊，集中诊治以避免交叉感染。

阻止"红眼病"病人进入公共场所或参与社交活动。暴发流行期间根据疫情，由有关部门责令暂时关闭游泳池、浴池等场所，减少社交活动以避免扩大传播。

五、斑疹伤寒防护

1. 什么是流行性斑疹伤寒？

流行性斑疹伤寒又称为虱传斑疹伤寒或典型斑疹伤寒，患流行性斑疹伤寒后数月至数年可能出现复发，称为复发型斑疹伤寒，又称为 Brill-Zinsser 病。

流行性斑疹伤寒是普氏立克次体通过体虱传播的急性传染病。

其临床特点为持续高热、头痛、瘀点样皮疹（或斑丘疹）和中枢神经系统症状，自然病程为 2 ～ 3 周。

2. 流行性斑疹伤寒有什么症状？

一般可分为典型和轻型两种，另有复发型斑疹伤寒。

典型症状：潜伏期为 5 ～ 21 天，平均为 10 ～ 12 天。少数病人有 2 ～ 3 天的前驱症状，如疲乏、头痛、头晕、畏寒、低热等。大多起病急骤，伴寒战、剧烈持久头痛、周身肌肉疼痛、眼结膜及睑部充血等。

● 发热：体温于第 2 ～ 4 天即达高峰（39 ～ 40℃ 及以上），第 1 周呈稽留型，第 2 周有弛张趋势。热程通常为 14 ～ 18 天，体温于 2 ～ 4 天迅速退至正常。近年来报告的病例中，其热型多为弛张型或不规则型，可能与抗生素的应用有关。

● 皮疹：为重要体征，见于 80% 以上的病例，于病程第 4 ～ 6 天出现，初见于胸、背、腋窝、上臂两侧等处，一天内迅速发展至全身。面部通常无疹，下肢皮疹也较少。皮疹呈圆形或卵圆形，直径为 2 ～ 4 毫米，初为鲜红色斑丘疹，按之褪色，继而转为暗红色或瘀点样。皮疹于 5 ～ 7 天消退，瘀点样疹可持续 1 ～ 2 周，遗有棕黄色斑或有脱屑。

神经系统症状：明显且很早出现，表现为惊恐、兴奋、剧烈头痛，发病时可伴神志迟钝、谵妄，偶有脑膜刺激征、肌肉和舌震颤、昏迷、大小便失禁、吞咽困难、听力减退等。

心血管系统症状：心率增速与体温升高一般成正比，有中毒性心肌炎时可出现奔马律、心律失常等。休克或低血压乃失水、微循环障碍、心血管及肾上腺功能减退等的综合后果。

其他症状：尚有咳嗽、胸痛、呼吸急促、恶心、呕吐、食欲缺乏、便秘、腹胀等，偶有黄疸、发绀、肾功能减退。脾轻度肿大，部分病例有肝大。

轻型症状：轻型病例较多见，可能与人群免疫水平有关，其特点如下：

- 热程较短（8 ～ 9 天）、热度较低（39℃左右）。
- 毒血症状较轻，但仍有明显周身疼痛。
- 皮疹呈充血性斑丘疹，见于胸部、腹部，无疹者也占一定比例。
- 神经系统症状轻，持续时间短，主要表现为头痛、兴奋等。
- 肝脾大不多见。

3. 怎样预防流行性斑疹伤寒？

◆ 管理传染源：病人应给予灭虱处理，灭虱后可以解除隔离，但仍宜集中于专门病房或病室。给病人沐浴、更衣，毛发部位需清洗多次并于衣服及毛发内喷入杀虫剂，如 1% ～ 3% 马拉硫磷等。

◆ 切断传播途径：加强卫生宣教，鼓励群众勤沐浴、勤更衣。衣、被等可用干热、湿热、煮沸等物理灭虱法，温度需保持在 85℃以上 30 分钟；也可用坏氧乙烷熏蒸法化学灭虱，熏蒸 6 ～ 24 小时，室温为 20 ～ 30℃。

◆ 保护易感者：灭活疫苗有虱肠疫苗、鸡胚或鸭胚疫苗和鼠肺疫苗3种,国内常用的为灭活鼠肺疫苗,适用于流行区居民、新进入疫区者、部队指战员、防疫医护人员、实验室工作人员等。

第1年皮下注射3次,每次间隔5～10天。5岁以上第1次注射0.5毫升,第2、3次各为1毫升;14岁以下分别为0.3～0.4毫升及0.6毫升(第2次)及0.8毫升(第3次)。以后每年加强注射1次,注射剂量与第3次相同。

经过以上6次预防接种后即可有较持久的免疫力,对莫氏立克次体感染也有效。接种后反应轻微,仅局部有轻度红肿。减毒E株活疫苗已在某些国家广泛应用,皮下注射1次即可,免疫效果可维持5年之久。

服用四环素或氯霉素也能收到暂时预防效果,但大多学者不主张采用,因发病后及早给药即可获得满意疗效。

4.什么是地方性斑疹伤寒?

地方性斑疹伤寒为莫氏立克次体通过鼠蚤传播而引起的急性传染病,又称为蚤传斑疹伤寒或鼠型斑疹伤寒。

本病为全球散发,其症状以发热伴头痛、皮疹为主,是一种自然疫源性疾病。

5.地方性斑疹伤寒有什么症状?

潜伏期为6～16天,多为12天。少数病人有1～2天的前驱症状,如疲乏、食欲缺乏、头痛等。

发热:体温39℃左右,为稽留热或弛张热,于1周左右达高峰,伴头痛、全身酸痛、结膜充血,热程9～14天,大多渐退。

皮疹:多数病人出现皮疹,多见于起病第4～7天,皮疹初见于胸腹部,24小时内遍及背、肩、四肢等。而面、颈、手掌和足心等部位一般无皮疹。皮疹形态多为充血性斑丘疹,大小不等,边缘不整,开始为粉红色斑丘疹,继成暗红色丘疹,持续7～10天消退,一般不留痕迹。

其他：神经系统症状较轻，大多仅有头晕、头痛，极少发生意识障碍。心肌很少受累，偶可出现心动过缓。咳嗽见于半数的病例，肺底偶闻啰音，部分病人诉咽痛和胸痛。50% 的病人有脾大。

6.怎样预防地方性斑疹伤寒?

◆ 管理传染源：早期隔离病人，灭虱治疗。灭虱、洗澡、更衣后可解除隔离。必要时可刮去全身毛发。女性可用药物灭虱，如 10% 的百部酒精擦湿头发裹以毛巾，1 小时后篦洗头发，头虱与虱卵均可被杀。或用百部 30 克，加水 500 毫升煮 30 分钟，取滤液擦湿发根部，然后包裹，次日清洗。对于密切接触者，医学检验 23 天。

◆ 切断传播途径：发现病人后，同时对病人及接触者进行灭虱，并在 7 ~ 10 天重复一次。物理灭虱，用蒸、煮、洗、烫等方法。温度保持在 85℃以上 30 分钟。化学灭虱可用 10% DDT（双对氯苯基三氯乙烷）粉、0.5% 666（六氯环己烷）粉或 1% 马拉硫磷等撒布在内衣里或床垫上。为防耐药性，以上几种药物可交替使用。

◆ 预防接种：疫苗有一定效果，但不能代替灭虱。疫苗适用对象为灭鼠工作人员及与莫氏立克次体有接触的实验室工作人员。

六、黑热病防护

1.什么是黑热病?

黑热病主要由杜氏利什曼原虫和婴儿利什曼原虫（即恰氏利什曼原虫）引起。许多利什曼原虫感染是无症状的，这反映了宿主免疫系统对该寄生虫的控制能力。

最重要的临床表现是被称为黑热病的综合征。其潜伏期通常为 2～6 个月，但也可为数周到数年。症状通常为隐匿性或亚急性起病，在数月内缓慢进展，出现不适、发热、体重减轻、脾大（伴或不伴肝大）。在极少数病例中，可发生急性发热性疾病伴快速进展的症状。黑热病是指皮肤变黑，这种症状在南亚地区常见，而在其他地方则不常见。妊娠期间发生黑热病可导致自然流产或先天性利什曼病。

确诊需要通过对受累器官（通常为骨髓或脾脏）的针吸活检或普通活检获得的标本进行组织病理学检查或培养来证实。应将抽吸物接种至培养基，其余则用来制备吉姆萨染色涂片。应以组织切片和组织印片来制备活检标本。组织病理学诊断需要观察到无鞭毛体；培养可以在 Novy-McNeal-Nicolle 培养基或其他寄生虫生长培养基上进行。分子学方法（即 PCR）也可以用来检测组织或外周血中的寄生虫。

2. 如何预防黑热病？

◆ 治疗病人、控制病犬：对病犬进行捕。但对丘陵、山区犬类的管理确有一定困难，需寻找有效措施加以控制。

◆ 灭蛉、防蛉：在平原地区采用杀虫剂室内和畜舍滞留喷洒杀灭中华白蛉。在山区、丘陵及荒漠地区对野栖型或偏野栖型白蛉采取防蛉、驱蛉措施，以减少或避免白蛉的叮刺。至于自然疫源型流行区的疫源地分布和保虫宿主等问题仍有待查清，其防治对策也需研究。

七、感染性腹泻防护

1. 什么是感染性腹泻？

感染性腹泻即感染性胃肠炎，是一种病原体感染胃部和肠道。可导致腹泻和呕吐的疾病，可见于成人和儿童。

感染性腹泻的病因在各地区之间有所不同，在农村与城市间也不同，还取决于共存疾病，如 HIV 感染或其他的免疫功能受损情况。但总体来说，大多数急性感染性腹泻为病毒所致，特别是诸如病毒。在急性腹泻的细菌性和寄生虫性病因中，非伤寒沙门菌属和弯曲杆菌属某些种是其中常见的病因。相比于较轻度的水样泻，重度或血性腹泻更可能为细菌性病原体。

2. 感染性腹泻有什么症状？

水样泻：许多病原体都可导致水样泻（通常量大且伴腹胀感，无发热或血便）。炎症性腹泻以发热、剧烈腹痛及血便或黏液便为特征。

突发恶心和呕吐可能是因为摄入了已经产生的毒素，如金黄色葡萄球菌肠毒素或蜡样芽孢杆菌呕吐毒素，或者是因为摄入了化学刺激物。其他病原体（主要是病毒）所致的胃肠炎的主要症状也可以是呕吐。

还有非胃肠道症状，如头痛、肌痛、发热、神经系统症状等。

腹泻和呕吐可使身体失水过多，医生称为"脱水"。脱水可使尿液呈深黄色，并感到口渴、疲倦、头晕或意识模糊。重度脱水可危及生命。婴儿、年幼儿童和老年人较容易发生严重脱水。

3. 怎么预防感染性腹泻？

◆ 健康教育：加强以预防肠道传染病为重点的卫生宣传教育，搞好环境卫生，提倡喝开水，不吃生的或半生的食品。改变有些农村人畜共舍的生活习惯。

◆ 免疫接种：本组传染病病原体种类多，尚没有理想的免疫制品。

◆ 加强饮用水卫生：要加快城乡自来水建设及自来水卫生

监督管理。在一时达不到要求的地区，必须保护水源，改善饮用水卫生，实行饮用水消毒。

◆ 抓好饮食卫生：加强宣传和严格执行《中华人民共和国食品卫生法》，特别要加强对饮食行业、农贸集市、集体食堂等的食品卫生管理。

八、手足口病防护

1.什么是手足口病？

手足口病是一种会导致口、手、足、臀部（有时还包括生殖器）发生溃疡的感染。另一种与之相关的感染即疱疹性咽峡炎，也会引起口腔出现溃疡。

这两种感染都最常累及儿童，但成人也可患病。

本书只介绍手足口病，但疱疹性咽峡炎与手足口病的治疗是相同的。手足口病通常会在 2 ～ 3 天自行消退。有一些治疗能帮助缓解症状。

2.手足口病防护顺口溜

手足口病毒三种，儿科肠道传染病；
疹样损害有重症，脑炎瘫痪肺水肿；
心肌损害肌酶升，病原治疗及对症；
儿童托幼及家庭，婴幼易感须卫生。

3.手足口病的主要症状是什么？

该病的主要症状是口、手、足、臀部（有时还包括生殖器）出现溃疡。外观为小的红斑、凸起或水疱。口中的溃疡会导致吞咽疼痛。手和足的溃疡也可能引起疼痛。病人可能仅在部分区域出现溃疡，并非所有病人都会在手、足和口发生溃疡。该感染有时会引起发热。

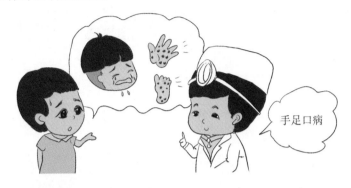

4. 手足口病是如何传播的？

引起手足口病的病毒可通过感染者的体液传播。例如，该病毒可见于鼻部的黏液、唾液、溃疡中的液体、粪便残迹等，手足口病病人在生病的第 1 周传播感染的可能性最大。

在症状消退后，病毒仍可在病人体内存活数周甚至数月。

5. 手足口病可以预防吗？

◆ 手足口病是可以预防的。

◆ 为了防止感染传播，能做的最重要的事情是常用肥皂和水洗手，即使在孩子好转后也应如此。您应教导孩子常洗手，尤其是如厕后。

◆ 保持家中清洁，并对桌面、玩具和儿童可能接触的其他物品进行消毒也很重要。

◆ 如果您的孩子患手足口病，在发热或身体欠佳时，不要让其上学或去日间托儿所。

◆ 如果孩子大量流口水或有开放性溃疡，也应让其待在家中。

（吕玉波　刘新疆　许传军）

第 21 章　其他非法定传染病防治

一、超级真菌感染防治

1. 超级真菌防治顺口溜

> 此疫首诊零九年，耳念珠菌为祸源；
> 多重耐药鉴定难，暴发流行病房间。
> 病人设备接触传，廿六国家多例染；
> 国内病例响警钟，耐药毒力鉴定研。
> 重症监护防院感，免疫缺陷是重点；
> 疫区常人可携带，却把重症病人传。
> 典型侵袭途径三，血流伤口耳感染；
> 一般医院诊断难，确诊要靠质谱断。
> 人员隔离彻消毒，保护易感防止染；
> 患疾死亡达六成，棘白菌素疗敏感。

2. 全球肆虐的超级真菌到底是什么？首例报道何时发现？

耳念珠菌是近年来出现的一种人体病原真菌新物种，因具有多重耐药和致死率高等特征，也被称为超级真菌。2009 年，日本学者 Satoh K 等首次报道从一名住院老年女性病人外耳道分离出一株念珠菌，研究发现该菌株代表了一种新的念珠菌菌种，将其命名为耳念珠菌，并指出该临床分离株可能具有致病性。后续韩国的一项回顾性研究发现，该菌最早可以追溯到1996 年。

显微镜下，耳念珠菌与其他念珠菌并无明显差异，孢子呈卵圆形，大小（2.0 ～ 3.0）微米 ×（2.5 ～ 5.0）微米。在念珠菌科玛嘉培养基上，耳念珠菌表现为非特异性的淡紫色或粉红色，可借此与白念珠菌区分，但不能与其他非白念珠菌区分。首次报道分离的标准菌株基本特性：37 ～ 40℃生长良好，42℃生长减慢，45℃无法生长；MEA 培养基 25℃培养 1 个月，培养物呈乳酪样，白灰色，表面光滑。燕麦培养基 25℃培养 2个月，无假菌丝形成。

3. 为什么要警惕超级真菌感染？

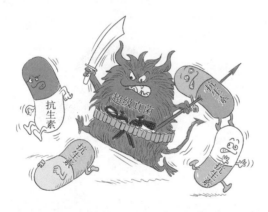

警惕超级真菌耳念珠菌感染的三个最重要的原因：

多重耐药：耳念珠菌对现有的多数抗真菌药物不敏感，这一现象可能与近年来抗真菌药物的广泛应用有关。研究显示，几乎所有的耳念珠菌对氟康唑耐药，一半以上的菌株对伏立康唑耐药，1/3 的对两性霉素 B 耐药，也有少数菌株对棘白菌素类耐药。

鉴定困难：耳念珠菌的鉴定存在一定困难。该菌的系统发育和表型与希木龙念珠菌接近，常用的真菌检查方法不能将其与其他相关菌种区分开来。因此，临床实验室可能将耳念珠菌误判为希木龙念珠菌或酿酒酵母菌，甚至直接报告为"其他念珠菌"。

暴发流行：耳念珠菌能够长期定植于感染病人的病房环境中，可在卫生保健机构引起暴发流行。

4. 超级真菌是如何传播的？

超级真菌耳念珠菌的传播机制尚未完全阐明。有研究发现，全球耳念珠菌感染可能是在较短的时间于多个地区独立出现的，而非仅单一来源传播。与其他念珠菌不同，耳念珠菌可在人体或者物体表面至少生存数月，甚至长期定植于感染病人的病房环境中，因此可通过医疗设备或者病人之间的接触传播。英国曾有报道耳念珠菌通过体温计在病人之间大面积传播。

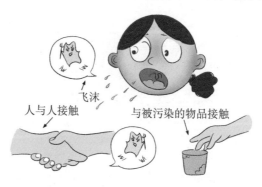

飞沫

人与人接触　　　　　与被污染的物品接触

5. 目前全球感染情况如何？

根据美国CDC统计，截至2019年12月31日，全球有38个国家已报道有耳念珠菌感染病例。其中有26个国家报道多例感染：澳大利亚、孟加拉、加拿大、中国、哥伦比亚、法国、德国、印度、以色列、日本、肯尼亚、科威特、马来西亚、荷兰、阿曼、巴基斯坦、巴拿马、俄罗斯、沙特阿拉伯、新加坡、南非、韩国、西班牙、英国、美国和委内瑞拉。12 个国家报道单个病例：奥地利、比利时、智利、哥斯达黎加、埃及、希腊、意大利、伊朗、挪威、瑞士、泰国和阿拉伯联合酋长国。

6. 我国感染形势严峻吗？有机构在对超级真菌探密吗？

2017 年 2 月上海市医学真菌分子生物学重点实验室在我国首次发布耳念珠菌警报，提醒广大医务工作者警惕"超级真菌"感染在中国的出现。

2018 年 5 月，北京大学人民医院检验科王辉教授和中国科学院微生物研究所真菌学国家重点实验室黄广华教授报道我国首个耳念珠菌临床病例。之后，中国台湾地区也报道了 1 例耳念珠菌感染。

2018 年 7 月，中国医科大学附属第一医院尚红院士通过对既往临床菌种库的回顾性鉴定，发现 15 例被误诊为希木龙念珠菌的耳念珠菌感染病例，时间跨度为 2011 年 1 月至 2017 年 10 月。

2018 年 12 月，中国人民解放军军事医学科学院韩黎教授课题组发现 2 例耳念珠菌感染儿童的病例。

2019 年，中国香港和中国台湾也有新的病例报道。

截至目前，我国尚未发现耳念珠菌集中暴发的证据。但是，耳念珠菌在多国引起致命性感染给我们敲响了警钟，国内外已有多家研究机构致力于耳念珠菌的耐药性、毒力与诊断鉴定的研究，并且也取得了阶段性成果。

7. 超级真菌易感人群有哪些？普通人发生感染的风险大吗？

目前已报道的超级真菌耳念珠菌感染主要发生在医院内部，特别是重症监护室（ICU）内，病人多伴有不同程度的免疫缺陷，健康人群一般不会感染耳念珠菌。

耳念珠菌感染的危险因素与其他念珠菌相似，包括糖尿病、免疫抑制状态、艾滋病、长期中性粒细胞减少、移植物抗宿主病、系统性应用糖皮质激素、长期置入中心静脉导管、长期留置导尿管、长期应用广谱抗生素、长期肠外营养、长手术期或长期住院治疗、重症监护、输血、慢性肾脏疾病、血液透析、伴发念珠菌病、脓毒血症、恶性肿瘤放化疗、使用细胞毒性药物等。

健康人到发病地区旅游或工作不一定感染超级真菌，但可因这些菌定植于他们的呼吸道或皮肤表面而将菌带回自己生活的城市，传播给周围免疫功能低下者。

8. 超级真菌感染有什么主要的临床表现?

超级真菌耳念珠菌可引起侵袭性感染，临床表现类似其他念珠菌感染，无特异性。目前，已经明确耳念珠菌可引起血流感染、伤口感染和耳部感染。

此外，耳念珠菌也已从呼吸道和尿液标本中分离出来，但尚不清楚是否会导致呼吸系统和泌尿系统感染。

9. 什么检查能确诊超级真菌感染?

一般的实验室检查难以将超级真菌耳念珠菌与其他致病念珠菌区分，生物化学检测等自动化系统也不能准确鉴别耳念珠菌，常错误地将其鉴定为其他念珠菌。

耳念珠菌可以通过基质辅助激光解析电离飞行时间质谱技术（MALDI-TOF-MS）实现与其他念珠菌的鉴别，但并不是所有的数据库均包含相应数据，因此需要及时对有能力进行该项检测的部门进行数据库完善和更新。

目前应用最广泛的诊断方法是分子生物学技术，通过DNA测序来确定耳念珠菌菌株的同一性和分型。但是，由于这些方法对设备的依赖性强，且费用昂贵，以至于一般医院难以开展相关检测，造成漏诊或误诊。

10. 一旦发现确诊病人，如何预防感染扩散？

耳念珠菌能够在干燥和潮湿的表面、床上用品、地板、水槽、空气、皮肤、鼻腔和病人的内部组织等不同环境中长时间存活，且容易扩散，并在特定情况下导致严重的感染暴发。因此，一旦发现确诊病例，应以最快的速度进行处置。

◆ 人员的隔离：对确诊感染耳念珠菌的病人，应该根据相关隔离标准设置单人隔离病房。与病人直接接触的人员及在同一病房或医院的其他病人，都是耳念珠菌感染或定植的理想宿主，也应进行广泛筛查，必要时予以隔离。

◆ 场所的消毒：每天彻底清洁和消毒隔离人员的房间，包括使用氯己定严格定期消毒；用高强度次氯酸和过氧化氢蒸发进行定期的环境与设备消毒，或采用紫外线装置照射等。

◆ 对易感人群的保护。

11. 超级真菌感染怎么治疗？

任何念珠菌的侵入性感染都可能是致命的。耳念珠菌通常对一种或多种主要的抗真菌药物具有耐药性，感染死亡率高达60%。然而，耳念珠菌感染死亡率相对较高也可能与病人常继发其他基础疾病有关。同时，正是由于耳念珠菌的多重耐药，临床开始使用敏感性药物治疗的时间也相对延迟。

大多数耳念珠菌菌株对棘白菌素类药物敏感，因此目前耳念珠菌感染一线治疗药物为棘白菌素类。由于耳念珠菌似乎很快就会产生耐药性，因此应仔细监测病人临床改善和真菌培养结果，并进行重复药敏试验。如果病人对棘白菌素类治疗临床上无反应或持续性真菌血症超过 5 天，则可考虑改用脂质体两性霉素 B。抗真菌治疗的持续时间与其他念珠菌感染相似，即耳念珠菌培养为阴性并控制其导致的临床症状后，应继续抗真菌治疗 14 天。当然，实际治疗还需以临床具体情况为准。

二、非淋菌性尿道炎防治

1. 为什么称为非淋菌性尿道炎？

　　人类对于尿道炎的认识由来已久，但直到 19 世纪 80 年代，分离到淋病奈瑟菌（简称淋球菌）以后，才知道尿道炎的主要病原体是淋球菌，确定了淋病的诊断。20 世纪 40 年代，青霉素应用于淋病的治疗后，发现大多数淋菌性尿道炎能治愈，但仍有一部分尿道炎不能治愈。后来，各国专家不断从这些尿道炎中分离出多种其他病原体。因此，我们就将这些由淋球菌以外的其他所有病原体引起的尿道炎统称为非淋菌性尿道炎。这一名称一直沿用至今。

2. 非淋菌性尿道炎的病原体及症状是什么？

　　1954 年从非淋菌性尿道炎中分离到了解脲支原体，1965 年分离到了沙眼衣原体。此后陆续发现念珠菌、生殖支原体、单纯疱疹病毒、腺病毒等多种病原体均可引起尿道炎。其中沙眼衣原体是非淋菌性尿道炎的主要致病菌。

　　非淋菌性尿道炎的临床症状与淋病相似，但潜伏期达 1 ～ 3 周。男性表现为尿道口发痒、尿痛或烧灼感，疼痛程度比淋病轻。非淋菌性尿道炎的尿道分泌物常为浆液性，比淋病时稀薄，量也少。尿道口有红肿。

　　女性非淋菌性尿道炎的特点是症状不明显或无症状，主要感染子宫颈，自觉阴道分泌物异常且增多，宫颈口见黏液脓性分泌物，宫颈充血水肿等。

3. 非淋菌性尿道炎的合并症有哪些？

　　由于沙眼衣原体有可能导致无症状感染，尤其在女性感染者中可达 70% 左右。感染者往往未能及时治疗，甚至一直未治疗，由此引起很多合并症的发生。

在未经治疗的男性非淋菌性尿道炎中，附睾炎的发生率为 1%～2%，表现为附睾肿大、硬且有触痛。前列腺和尿道狭窄也是常见的合并症。急性输卵管炎是女性非淋菌性尿道炎最常见的合并症。此外，还有盆腔炎、子宫内膜炎、异位妊娠等。以上各种合并症处理不及时、不得当，最终都会引起不孕不育。

新生儿眼炎也是合并症之一。当母亲感染非淋菌性尿道炎时，可通过产道传播，引起新生儿眼部感染。

4. 怎样治疗非淋菌性尿道炎？

非淋菌性尿道炎的治疗除缓解症状外，还要防止发生合并症，阻断进一步的传播。

非淋菌性尿道炎的治疗药物与淋病不同，主要是四环素类、大环内酯类和喹诺酮类三大类。

米诺环素：100 毫克，口服，每天 2 次，共 10 天。

多西环素：100 毫克，口服，每天 2 次，共 7 天。

阿奇霉素：首次单剂 1 克，次日再服 0.5 克。

左氧氟沙星：0.5 克，每天 1 次，共 7 天。

红霉素和四环素也可替代治疗。

对于非淋菌性尿道炎的治疗，完整疗程非常重要，疗程不足往往导致复发。同时性伴的检查和治疗也很关键。

5. 怎样做好非淋菌性尿道炎的随访和预防？

非淋菌性尿道炎治疗后的随访同样重要。5%～10% 的衣原体感染治疗后 3～6 周复发，因此，在经过完整的抗菌治疗后应到医院做病原体的培养或抗体检测等。如复诊检测阳性，应更换一种新方案重新治疗。

非淋菌性尿道炎的预防主要是洁身自爱，不搞性乱。早期发现感染及时给予治疗。可在高危人群中筛查，以及追踪感染者的传染源及接触者，还要加强对感染者的管理，包括衣物、床单、浴盆、便器等进行消毒。个人防护用安全套或安全套与杀精剂合用。预防一般不主张系统使用抗生素。

三、软下疳防治

1. 何为软下疳？

软下疳又称为第三性病，发病率仅次于梅毒和淋病。其主要流行于热带及亚热带地区，多见于非洲、亚洲和拉丁美洲，尤其是发展中国家。20 世纪 50 年代，在我国此病较为常见，到 60 年代初期，我国基本消灭该病。直到 80 年代，又有少量的病例报道，可能是随着改革开放由国外传入我国。近年鲜有报道。

软下疳由杜克雷嗜血杆菌感染所致，是引起生殖部位疼痛性溃疡的急性细菌性化脓性传染病，主要通过性接触传播。

2. 软下疳的主要临床症状是什么？

软下疳的潜伏期为 4～7 天，很少低于 3 天或高于 10 天。

男女均发生在外生殖器及肛周等处，常表现为局部的化脓性溃疡，伴有疼痛，溃疡逐渐扩大、加深，易出血，边缘粗糙不整齐，溃疡表面有恶臭的黄灰色渗出物。溃疡质地较软，与梅毒中硬下疳的溃疡截然不同，因此命名。约 50% 的软下疳有单侧或双侧的腹股沟淋巴结肿大、疼痛。

3. 软下疳应如何预防及治疗？

提倡安全的性行为，避免非婚性行为，提高安全套的使用率，正确使用安全套。通过各种途径积极宣传，尤其是青少年要了解本病及其他性传播疾病的危害。感染本病后应克服羞愧心理，及时就医，鼓励感染者通知其性伴接受检查。

治疗方案：头孢曲松 250 毫克，单次肌内注射，或阿奇霉素 1 克，单次口服；环丙沙星 500 毫克，口服，每天 2 次，疗程 3 天（妊娠妇女、哺乳期妇女和小于 18 岁者禁用）；红霉素碱，500 毫克，口服，一天 4 次，疗程 7 天。

四、尖锐湿疣防治

1. 尖锐湿疣的病原体是什么？

引起尖锐湿疣的病原体是人乳头瘤病毒（human papilloma virus，HPV）。HPV 是最小的 DNA 病毒，能耐干燥并能长期保存。现代分子生物学技术已能将 HPV 鉴别出 200 多种亚型，不同型别的 HPV 在不同的部位可产生不同类型的损害，如扁平疣、寻常疣、鲍温病和尖锐湿疣等。尖锐湿疣主要由 HPV6 型感染，占 70%，其次为 HPV11 型，极少数由 HPV42、HPV43、HPV44、HPV54、HPV55 等亚型引起。

HPV 除引起疣状增生外，还具有致癌性，HPV16、HPV18、HPV31、HPV33、HPV35 型与宫颈癌密切关联，尤其 HPV16、HPV18 型致癌性大，因此相关的疫苗已研发成功并投入使用。

2. 尖锐湿疣是怎样传播的？

性接触传播：为最主要的传播途径。即使最微小的皮肤黏膜裂隙，当含有大量病毒颗粒的表皮细胞或角蛋白进入时就可能产生感染。肛管中的柱状上皮因为弹性差，受摩擦容易损伤，故肛交尤其容易传染。

间接接触传播：经手传播可能是间接传播的主要途径，少部分可能通过接触污染物品而感染，如内衣、内裤、浴巾、澡盆和马桶等。

母婴传播：母亲感染了 HPV，在分娩过程中，胎儿通过感染有 HPV 的产道而受感染，也可因出生后与母亲密切接触而感染。

3. 尖锐湿疣的主要临床症状是什么？

尖锐湿疣有 1 ～ 8 个月的潜伏期，平均 3 个月。

生殖器和肛周是尖锐湿疣的好发部位，其他偶见于口腔、腋窝、脐间、乳房和趾间等皱褶部位。病损开始为细小的淡红色丘疹，以后逐渐增大、增多，融合成片，粗糙不规则，形态不一。无痒、痛等不适。病损的大小和多少因个体差异很大，有人单个皮疹几年没有变化，有人则数月内从单个丘疹长至鸭蛋大小，甚至更大，形成巨大尖锐湿疣。病损偶有破溃、出血等。

4. 什么是亚临床感染和潜伏感染？

由于分子生物技术的发展，对 HPV 有了更深入的了解，其实肉眼可见的尖锐湿疣仅是 HPV 感染的一小部分。临床上肉眼不能辨认病变，可用 5% 醋酸溶液涂抹或湿敷后出现发白的区域，证实其存在和确定范围，称为亚临床感染。

临床外观正常，醋酸白试验阴性，但采用实验室检查能发现有 HPV 感染，称为潜伏感染。亚临床感染和潜伏感染是尖锐湿疣活动、扩展和复发的重要因素。

5. 尖锐湿疣的治疗方法有哪些？

尖锐湿疣的治疗原则是尽早去除疣体，尽可能消除疣体周围的亚临床感染和潜伏感染，减少复发。

局部药物治疗：0.5% 鬼臼毒素酊（或 0.15% 鬼臼毒素软膏）、5% 足叶草毒素酊（或 25% 足叶草脂酊）、50% 三氯醋酸溶液、5% 咪喹莫特霜、5% 氟尿嘧啶软膏等均为局部外用药，将该药外涂在病损处，使疣体逐渐缩小及脱落。

局部物理疗法：激光、冷冻、电灼、手术切除。通过物理方法直接去除疣体。

氨基酮戊酸光动力疗法：可选择性杀伤增生旺盛细胞，不仅对肉眼可见的病损有破坏作用，还可清除亚临床感染和潜伏感染。

免疫疗法：通过干扰素、白细胞介素 -2、聚肌胞等药物达到抗病毒作用。

6. 尖锐湿疣为何易复发？如何应对？

尖锐湿疣的复发是治疗的难题。部分感染者反复发作几十次，迁延数年，痛苦不堪。因此，复发的可能原因：原发损害治疗不彻底，如激光烧灼过浅；周围有亚临床感染；附近有潜伏感染；部分病人尿道内或阴囊是 HPV 储存库，是外阴 HPV 的散布源；性伴有 HPV 潜伏感染，再次恢复感染；局部或全身免疫状态低下；不良的生活习惯；负性情绪；局部环境，如包皮过长、阴道炎等；再次婚外性接触。尽量避免或去除上述可能的因素，选择相应的单个或综合治疗方法以达到最终的彻底清除。

（陆星显）

五、猫抓病防治

1. 什么是猫抓病？

猫抓病也被称为猫抓热，又称为良性淋巴网织细胞增多症。它是由一种名为汉塞巴尔通体的细菌经猫抓伤、咬伤或人与猫密切接触而引起人体感染性疾病。临床表现以局部皮损及引流区域淋巴结肿大为主要特征。咬伤后局部可出现一个至数个红斑性丘疹，疼痛不显著；少数丘疹转为水疱或脓疱，偶可穿破形成小溃疡，经1～3周留下短暂色素沉着或结痂而愈。局部淋巴结肿大，抓伤感染后1～2周，引流区淋巴结呈现肿大，以头颈部、腋窝、腹股沟等处常见。猫抓病在全球每年都有流行，以青少年和儿童居多，男女无差别，温暖季节较寒冷季节多见。对大多数人来说，这种疾病并不严重，病程常呈自限性，不留后遗症。然而，对于儿童和免疫系统受损的人来说，则可能需要抗生素的治疗。

2.如何预防猫抓病？

由于汉赛巴尔通体主要经跳蚤传播，在猫中流行，因此，对家猫定期联合使用杀虫剂杀灭跳蚤可减少汉赛巴尔通体经跳蚤在猫之间的传播，从而降低人感染汉赛巴尔通体的可能性。要特别注意宠物卫生。不要和宠物过分亲密接触，尤其在春季等动物发情季节，要特别注意与流浪猫、犬保持距离。需避免被动物咬伤、抓伤，尤其在春季动物发情时，尽量少刺激动物，以免造成不必要的伤害，万一不幸被咬伤、抓伤后，可局部消毒，并及时上医院注射狂犬疫苗。

六、鹦鹉热防治

1.什么是鹦鹉热？

鹦鹉热 - 鸟疫是人类、鸟类及一些哺乳动物均易感的自然疫源性衣原体病。原是鸟类的特种传染病，可传播于人，主要由排菌鸟及其污染物引起人类感染，是典型的动物源性传染病。

2.什么是鹦鹉热衣原体？

鹦鹉热衣原体包括人类的鹦鹉热、鸟类的鸟疫等的病原体。衣原体是一类能通过细菌滤器、在细胞内寄生、有独特发育周期的原核细胞性微生物，是一种比细菌小但比病毒大的寄生物，多呈球状、堆状，有细胞壁和细胞膜，同时含有 DNA 和 RNA，通过二分裂方式增殖，具有特有的发育周期。一般寄生在动物细胞内。其可感染包括人在内的灵长类动物，家养和野生的哺乳动物、禽类及两栖动物，在鸟类中最常见。

鹦鹉热衣原体革兰氏染色呈阴性，在多种细胞培养系统中生长发育均佳，这种衣原体对外界抵抗力较强，可于 - 75℃或冷冻干燥状态下存活，但置于乙醚中 30 分钟、0.1% 甲醛（福尔马林）或 0.5% 的苯酚溶液 24 小时均可灭活。25% 乙醇或 40% 甲醇均可直接灭活。加热 60℃ 10 分钟或 37℃ 2 ～ 3 小时可致衣原体丧失感染力。

3. 鹦鹉热通过哪些途径传染？

传染源：混于尘埃中的衣原体或感染性气溶胶可经由呼吸道引起吸入性感染；而接触带菌鸟及其分泌物、排泄物等，则可经有破损皮肤或黏膜及消化道等多种途径获得感染；病人痰中可长期带菌，亦可造成他人被感染；实验室内感染也时有发生。本病在鸟类之间也时有传播，以带菌鸟屎所污染的食料与空气为主。

传播途径：呼吸道传播是主要的感染途径。

易感人群：人群普遍易感，其感染机会与接触鸟类机会的多少有关。

4. 鹦鹉热的症状有哪些？

鹦鹉热的临床表现有多样性，可缓慢起病，体温在 3 ～ 4 天或更长时间内逐渐升高，但多为急性起病，高热、寒战，伴相对缓脉；有全身不适、疲惫无力、食欲缺乏；剧烈的头痛和全身肌肉疼痛是常见的主诉，四肢和躯干肌痛可使病人不能站立，背部和颈部肌肉的痉挛和僵直可误诊为脑膜炎。部分病例有鼻出血或斑疹。约1周出现咳嗽、咳黏液或血性痰。病情严重者可出现呼吸困难、发绀、烦躁、谵妄、木僵、昏迷等。部分病例有恶心、呕吐、腹泻等消化道症状。若出现黄疸则累及了肝脏。

恢复期可发生血栓性静脉炎，有时晚期发生并发症肺梗死，可造成病人死亡。此外，还可能发生心内膜炎、心肌炎、心包炎、黄疸性肝炎、化脓性中耳炎、急性支气管炎等并发症，但均不多见。

轻者体征很少，仅咽充血及肺部局限性细小湿啰音；重者可有肺实变体征，肝、脾和浅表淋巴结可肿大。

5. 如何防治鹦鹉热？

预防本病主要是勿与病鸟接触，进口的鸟类应检疫。严格执行养禽场和鸟类贸易集市及运输过程的检疫制度。在家禽和鸟类运输前后应在饲料中掺拌四环素，以加强预防作用。改善禽类养殖和加工场所人员的防护条件，必要时尚需采取检疫和进行隔离观察等措施。一旦发生疫情，对病人、病禽应隔离治疗，感染场所房舍及病人、病禽分泌物、排泄物应彻底消毒。针对病原体的首选药物为四环素，其次为红霉素。服药1～2天即可退热及症状缓解，疗程为3周左右。对症治疗很重要，不能进食者给予补液，呼吸困难者应给予吸氧，做辅助呼吸。

（郑秋婷）

七、军团菌病防治

1. 什么是军团菌病？

军团菌病是由军团菌属细菌感染引起的以肺炎为主要临床表现，常伴多系统损害的急性传染病。因首次暴发流行于1976年费城举行的美国退伍军人协会（俗称"美国军团"）年会中，感染者多数为退伍军人且病因不明，因而被称为军团病。

2. 什么是军团菌？

军团菌即军团杆菌，是革兰氏阴性多形性杆菌，宽 0.3 ～ 0.9 微米、长 2 ～ 20 微米，普遍存在于各种水环境和潮湿的土壤中。现已发现的军团菌属超过 50 种，约一半与人类疾病有关，其中嗜肺军团菌为发现最早也是最常见的病原体。1977 年美国 CDC 从军团病暴发的死者样本中分离、鉴定出致病菌，并在费城的宾馆空调系统冷却水中培养出该致病菌——一种以往未曾认识的新菌属，命名为嗜肺军团杆菌，从而缉拿了这个藏匿于空调中的隐形杀手。相关资料表明，90% 以上的军团菌感染由嗜肺军团菌引起。

3. 军团菌病有哪些传染源？

军团菌普遍存在于自然界、淡水和人工水域环境中，由于自然水体水温较低、营养物质较贫乏，因此军团菌浓度较低且不易繁殖，致病危险较低，所以湖泊、河流、池塘等很少被确定为人类的传染源。而当水温在 31 ～ 42℃，pH 为 6.0 ～ 8.0，水中富含有机物时，军团菌就能长期存活，常在温水里及潮热的地方蔓延。人工供水系统水中的沉积物、铁锈和阿米巴等能促进军团菌生长、繁殖，成为军团菌病的主要传染源。这些系统包括淋浴器、温泉、浴池、喷泉、冷热水供应系统、加湿器、蒸发冷凝器及空调设备的冷却水塔。

4. 军团菌病是如何传播的？

已确定的传播方式为气溶胶吸入，即由于吸入受到军团杆菌污染的水源散发的水雾而被传染，也可能因吸入受到污染的水（包括饮用水）和冰，尤其是医院中的易感病人，以及采取水中分娩时被污染水源与婴儿接触而发生。目前尚无人与人之间传播的确切证据。

5. 军团菌病的全球感染情况怎样?

军团菌病的发病形式分为暴发和散发。目前已有 30 多个国家及地区报道了该病,全球每年都有数起军团病暴发流行,世界卫生组织及一些发达国家已将该病纳入法定传染病管理。我国自 1982 年首次发现军团菌肺炎以来,各地时有暴发流行及散发病例的报道。世界范围内军团菌肺炎占社区获得性肺炎的 2% ~ 15%,国内成人社区获得性肺炎中军团菌肺炎约占 5.08%。

6. 军团菌病有哪些易感人群?

军团菌病在夏、秋季多发,潜伏期一般为 2 ~ 10 天,男性的患病率高于女性。主要易感人群有吸烟者、HIV/AIDS 导致的免疫缺陷者、手术移植者、慢性肺部疾病者、严重的糖尿病、肾病肾癌患者、老年人、酗酒者、集中空调冷却塔维护人员等。

7. 感染军团菌病有什么症状,会致死吗?

人感染军团菌引起的军团菌病主要有两种临床表现形式,即肺炎和庞蒂亚克热。其中庞蒂亚克热表现为自限性的流感样症状,潜伏期为 1 ~ 2 天,发冷、发热起病,体温一般不超过 39.5℃,伴头痛、肌痛,1 ~ 2 周可自愈。而军团菌肺炎常较重,一般潜伏期为 2 ~ 10 天,前驱症状为乏力、头痛、全身肌肉酸痛,之后突然发热,可达 40℃ 以上,多呈稽留热。病程早期即可出现多系统受累症状。除肺炎、咳嗽、咳痰或咯血、胸痛、呼吸困难等症状外,可伴腹泻及神经症状。重症者可发生心肝肾功能损害甚至功能衰竭而死亡,也可迁延并发肺脓肿,常需住院治疗。此外,大部分人群没有明显的临床症状,仅表现为血清学改变。

军团菌病死亡率由于病人自身状况、医疗条件等原因波动较大，为 1% ~ 80%。如未进行有效抗生素治疗，死亡率可高达 60% 以上。如果早期及时治疗，经过 3 天后，病死率则降至很低，说明本菌非强毒菌，尽快确诊和早期的有效治疗可以获得良好的预后，大大降低军团菌病的死亡率。当我们在夏秋季，发现自己或是周围的人除有高热、咳嗽外，还有腹痛、腹泻、恶心、呕吐等肺外表现，就要想到军团菌病，应及时到医院就诊。

8. 如何检测军团菌病？

军团菌的检测方法有培养法、直接免疫荧光法、血清抗体检测法、尿抗原检测法及分子检测技术 PCR。其中培养法是军团菌污染判定的金标准。

9. 如何治疗军团菌病？

早期应用有效的抗生素治疗，传统的公认的治疗药物为红霉素。目前的数据推荐左氧氟沙星或阿奇霉素作为首选药物。

10. 怎样预防军团菌病？

目前还没有预防军团菌病的疫苗，只能靠早发现、早治疗及预防为主的综合措施进行控制。

◆ 针对环境因素预防措施：重点对冷却塔、水管网及其他可能导致有军团菌增殖、传播的固定设施，在设计、维修和管理上制订相应的易于定期消毒清洗的操作实施方法。其次是卫生部门加强对区域内土壤、动物的军团菌监测工作，重点加强水源监测管理等。冷却塔不用时要排干水，定期机械清洗，除掉水垢。消毒供水系统方法主要有：升高水温（60℃），定期冲洗供水管道，用含氯消毒剂消毒。

◆ 医院、宾馆、歌舞厅、电影院、办公室等处的水管网、空调、冷却塔水定期检查军团菌污染情况，一旦发现污染立即进行消毒处理。

◆ 对使用的空调机，经常清洗空气滤网。家庭用的热水管道、淋浴器、加热器等有可能存留水体的地方，注意进行定期清洗。

◆ 在使用空调器的密闭空间，室内空气一定要注意定期开窗通风，绝不能一直将窗户密闭。

◆ 锻炼身体，提高机体抵抗力，保护易感人群（如年老或体弱者尽量少到人群密集、空气不畅的公共场所）等一般防护措施。

（单　飞　陆普选　李宏军）

第22章 传染病防治相关法律法规

1. 目前我国对传染病防治有哪些重要法律法规和规章？

从我国目前的立法情况看，主要有《中华人民共和国传染病防治法》及《中华人民共和国传染病防治法实施办法》《中华人民共和国突发事件应对法》《中华人民共和国疫苗管理法》《突发公共卫生事件应急条例》《突发公共卫生事件与传染病疫情监测信息报告管理办法》《传染病信息报告管理规范》《传染病防治日常卫生监督工作规范》和规范性文件《国家突发公共事件总体应急预案》《关于调整部分法定传染病病种管理工作的通知》等。

2. 传染病防治常用术语的含义是什么？

传染病病人、疑似传染病病人：指根据国务院卫生行政部门发布的《中华人民共和国传染病防治法》规定管理的传染病诊断标准（试行），符合传染病病人和疑似传染病病人诊断标准的人。

病原携带者：指感染病原体无临床症状但能排出病原体的人。

流行病学调查：指对人群中疾病或者健康状况的分布及其决定因素进行调查研究，提出疾病预防控制措施及保健对策。

疫点：指病原体从传染源向周围播散的范围较小或单个疫源地。

疫区：指传染病在人群中暴发、流行，其病原体向周围播散时所能波及的地区。

人畜共患传染病：指人与脊椎动物共同罹患的传染病，如鼠疫、狂犬病、人禽流感等。

自然疫源地：指某些可引起人类传染病的病原体在自然界的野生动物中长期存在和循环的地区。

病媒生物：指能够将病原体从人或者其他动物传播给人的生物，如蚊、蝇、蚤类等。

医源性感染：指在医学服务中，因病原体传播引起的感染。

医院感染：指住院病人在医院内获得的感染，包括在住院期间发生的感染和在医院内获得出院后发生的感染，但不包括入院前已开始或者入院时已处于潜伏期的感染。医院工作人员在医院内获得的感染也属医院感染。

实验室感染：指从事实验室工作时，因接触病原体所致的感染。

消毒：指用化学、物理、生物的方法杀灭或者消除环境中的病原微生物。

3. 我国突发公共事件应急管理工作的最高行政领导机构是什么？

《国家突发公共事件总体应急预案》明确规定：国务院是突发公共事件应急管理工作的最高行政领导机构。在国务院总理领导下，由国务院常务会议和国家相关突发公共事件应急指挥机构（以下简称相关应急指挥机构）负责突发公共事件的应急管理工作；必要时，派出国务院工作组指导有关工作。地方各级人民政府是本行政区域突发公共事件应急管理工作的行政领导机构，负责本行政区域各类突发公共事件的应对工作。

4. 疫情发布的法律规定是什么？

《中华人民共和国传染病防治法》第 38 条规定：传染病暴

发、流行时，国务院卫生行政部门负责向社会公布传染病疫情信息，并可以授权省、自治区、直辖市人民政府卫生行政部门向社会公布本行政区域的传染病疫情信息。公布传染病疫情信息应当及时、准确。

上述法律规定告诉人们：省、自治区和直辖市及其以下各级政府对本区域内的疫情没有发布的权力。

法律赋予了省级人民政府对疫情可以发布预警的权力。《中华人民共和国传染病防治法》第 19 条规定：国家建立传染病预警制度。国务院卫生行政部门和省、自治区、直辖市人民政府根据传染病发生、流行趋势的预测，及时发出传染病预警，根据情况予以公布。《中华人民共和国突发事件应对法》第 42 条规定：预警级别"按照突发事件发生的紧急程度、发展势态和可能造成的危害程度分为一级、二级、三级和四级，分别用红色、橙色、黄色和蓝色标示，一级为最高级别。预警级别的划分标准由国务院或者国务院确定的部门制定。"

5. 如何进行疫情的紧急处置？

《突发公共卫生事件应急条例》第 22 条规定：接到报告的地方人民政府、卫生行政主管部门依照规定报告的同时，应当立即组织力量对报告事项调查核实、确证，采取必要的控制措施，并及时报告调查情况。《中华人民共和国传染病防治法》第 42 条规定：传染病暴发、流行时，县级以上地方人民政府应当立即组织力量，按照预防、控制预案进行防治，切断传染病的传播途径，必要时，报经上一级人民政府决定，可以采取下列紧急措施并予以公告：

（1）限制或者停止集市、影剧院演出或者其他人群聚集的活动。

（2）停工、停业、停课。

（3）封闭或者封存被传染病病原体污染的公共饮用水源、

食品以及相关物品。

（4）控制或者扑杀染疫野生动物、家畜家禽。

（5）封闭可能造成传染病扩散的场所。

上级人民政府接到下级人民政府关于采取前款所列紧急措施的报告时，应当即时作出决定。紧急措施的解除，由原决定机关决定并宣布。

《中华人民共和国传染病防治法实施办法》第53条规定：县级以上政府接到下一级政府关于采取上述紧急措施报告时，应当在24小时内做出决定。下一级政府在上一级政府做出决定前，必要时，可以对上述规定的第一项和第四项采取紧急措施，但不得超过24小时。

6. 突发重大疫情时如何依法管控疫区？

《中华人民共和国传染病防治法》相关法条明确规定：甲类、乙类传染病暴发、流行时，县级以上地方人民政府报经上一级人民政府决定，可以宣布本行政区域部分或者全部为疫区；国务院可以决定并宣布跨省、自治区、直辖市的疫区。县级以上地方人民政府可以在疫区内，对出入疫区的人员、物资和交通工具实施卫生检疫。省、自治区、直辖市人民政府可以决定对本行政区域内的甲类传染病疫区实施封锁。但是，封锁大、中城市的疫区或者封锁跨省、自治区、直辖市的疫区，以及封锁疫区导致中断干线交通或者封锁国境的，由国务院决定。疫区封锁的解除，由原决定机关决定并宣布。

该法律同时规定：根据传染病疫情控制的需要，国务院有权在全国范围或者跨省、自治区、直辖市范围内，县级以上地方人民政府有权在本行政区域内紧急调集人员或者调用储备物资，临时征用房屋、交通工具以及相关设施、设备。紧急调集人员的，应当按照规定给予合理报酬。临时征用房屋、交通工具以及相关设施、设备的，应当依法给予补偿；能返还的，应当及时返还。

7. 何为传染病的属地管理？哪些人和哪些单位是责任疫情报告人？

　　所谓属地管理，就是按照行政区域进行管理。所谓责任疫情报告人，就是国家法律法规和规章制度对传染病疫情赋予及时报告责任的特定人员和单位。

　　《中华人民共和国传染病防治法》第 30 条规定：疾病预防控制机构、医疗机构和采供血机构及其执行职务的人员发现本法规定的传染病疫情或者发现其他传染病暴发、流行以及突发原因不明的传染病时，应当遵循疫情报告属地管理原则，按照国务院规定的或者国务院卫生行政部门规定的内容、程序、方式和时限报告。

　　军队医疗机构向社会公众提供医疗服务，发现前款规定的传染病疫情时，应当按照国务院卫生行政部门的规定报告。

　　原国家卫生部颁发的《突发公共卫生事件与传染病疫情监测信息报告管理办法》（以下简称《办法》）又扩大了责任疫情报告人的范围。该《办法》第 16 条规定：各级各类医疗机构、疾病预防控制机构、采供血机构均为责任报告单位；其执行职务的人员和乡村医生、个体开业医生均为责任疫情报告人，必须按照传染病防治法的规定进行疫情报告，履行法律规定的义务。

8. 迅速报告传染病疫情和其他突发公共卫生事件信息有哪些时限规定？

　　法律法规对报告传染病疫情和其他突发公共卫生事件信息的时限要求不是以日计算而是以小时计算的。这一点，要引起各责任疫情报告人和报告单位的格外重视。《突发公共卫生事件与传染病疫情监测信息报告管理办法》第 9 条规定：国家建立公共卫生信息监测体系,构建覆盖国家、省、市(地)、县(区)疾病预防控制机构、医疗卫生机构和卫生行政部门的信息网络系统,并向乡(镇)、村和城市社区延伸。2006 年 8 月 22 日,原国家卫生部发出通知对该《突发公共卫生事件与传染病疫情监测信息报告管理办法》原规定的报告时间和报告程序与方式进行了修改。明确规定责任报告单位和责任疫情报告人发现甲类传染病和乙类传染病中的肺炭疽、传染性非典型肺炎、脊髓灰质炎、人感染高致病性禽流感病人或疑似病人时,或发现其他传染病和不明原因疾病暴发时,应于 2 小时内将传染病报告卡通过网络报告;未实行网络直报的责任报告单位应于 2 小时内以最快的通讯方式(电话、传真)向当地县级疾病预防控制机构报告,并于 2 小时内寄送出传染病报告卡。

对其他乙、丙类传染病病人、疑似病人和规定报告的传染病病原携带者在诊断后,实行网络直报的责任报告单位应于 24 小时内进行网络报告;未实行网络直报的责任报告单位应于 24 小时内寄送出传染病报告卡。

县级疾病预防控制机构收到无网络直报条件责任报告单位报送的传染病报告卡后,应于 2 小时内通过网络进行直报。

对突发公共卫生事件也进行了类似的规定:获得突发公共卫生事件相关信息的责任报告单位和责任报告人,应当在 2 小时内以电话或传真等方式向属地卫生行政部门指定的专业机构报告,具备网络直报条件的要同时进行网络直报,直报的信息由指定的专业机构审核后进入国家数据库。不具备网络直报条件的责任报告单位和责任报告人,应采用最快的通讯方式将《突发公共卫生事件相关信息报告卡》报送属地卫生行政部门指定的专业机构,接到《突发公共卫生事件相关信息报告卡》的专业机构,应对信息进行审核,确定真实性,2 小时内进行网络直报,同时以电话或传真等方式报告同级卫生行政部门。

接到突发公共卫生事件相关信息报告的卫生行政部门应当尽快组织有关专家进行现场调查，如确认为实际发生突发公共卫生事件，应根据不同的级别，及时组织采取相应的措施，并在 2 小时内向本级人民政府报告，同时向上一级人民政府卫生行政部门报告。如尚未达到突发公共卫生事件标准的，由专业防治机构密切跟踪事态发展，随时报告事态变化情况。

9. 职责懈怠报告应该承担怎样的法律后果？

《突发公共卫生事件与传染病疫情监测信息报告管理办法》第 7 条规定："任何单位和个人必须按照规定及时如实报告突发公共卫生事件与传染病疫情信息，不得瞒报、缓报、谎报或者授意他人瞒报、缓报、谎报。"该《办法》第 38 条、39 条和 42 条分别规定：医疗机构、疾病预防控制机构、县级以上卫生行政部门瞒报、缓报、谎报或者授意他人瞒报、缓报、谎报发现的传染病病人、病原携带者、疑似病人的，由县级以上地方卫生行政部门责令改正、通报批评、给予警告；情节严重的，会同有关部门对主要负责人、负有责任的主管人员和其他责任人员依法给予降级、撤职的行政处分；造成传染病传播、流行或者对社会公众健康造成其他严重危害后果，构成犯罪的，依据刑法追究刑事责任。

该《办法》第 40 条规定：执行职务的医疗卫生人员瞒报、缓报、谎报传染病疫情的，由县级以上卫生行政部门给予警告，情节严重的，责令暂停六个月以上一年以下执业活动，或者吊销其执业证书。

责任报告单位和事件发生单位瞒报、缓报、谎报或授意他人不报告突发公共卫生事件或传染病疫情的，对其主要领导、主管人员和直接责任人由其单位或上级主管机关给予行政处分，造成传染病传播、流行或者对社会公众健康造成其他严重危害后果的，由司法机关追究其刑事责任。

第 41 条规定：个体或私营医疗保健机构瞒报、缓报、谎报传染病疫情或突发公共卫生事件的，由县级以上卫生行政部门责令限期改正，可以处 100 元以上 500 元以下罚款；对造成突发公共卫生事件和传染病传播流行的，责令停业整改，并可以处 200 元以上 2000 元以下罚款；触犯刑律的，对其经营者、主管人员和直接责任人移交司法机关追究刑事责任。

10. 对传染病信息如何进行规范管理？

从 2016 年 1 月 1 日起实施的《传染病信息报告管理规范（2015 年版）》，共分为组织机构职责、传染病信息报告、报告数据管理、传染病疫情分析与利用、资料保存、信息系统安全管理、考核与评估 7 个部分。对卫生计生行政部门、疾病预防控制机构、医疗机构、采供血机构和卫生监督机构在传染病信息管理工作中各自的职责及信息报告、分析利用、检查考评等问题都做出了明确、系统的规定。尤其明确规定医疗机构执行首诊负责制。

首诊医生在诊疗过程中发现传染病病人、疑似病人和规定报告的病原携带者后，应按照要求填写《中华人民共和国传染病报告卡》（以下简称《传染病报告卡》）或通过电子病历、电子健康档案自动抽取符合交换文档标准的电子传染病报告卡。表格式的《传染病报告卡》详细列出了应当报告的内容和项目。

11. 接诊医生和接诊医院的初始法定职责是什么？

除前文已经陈述的依照规定迅速报告疫情外，还有两项职责。

（1）对病人、疑似病人和密切接触者进行隔离治疗或隔离观察。如果遇到拒绝隔离者可请求当地公安机关协助。

（2）对医院所涉场所和物品立即消毒，进行无害化处理。

12. 疫情突发时，疾病预防控制中心的初始法定职责有哪些？

卫生防预部门及其工作人员除了忠实履行《中华人民共和国传染病防治法》第 18 条赋予的实施传染病预防控制计划、收集和分析传染病监测信息、开展疫情流行学调查等日常法定职责外，与医生和医院一样同是责任疫情报告人。二者报告的程序和时间限定也完全一样。当传染病疫情出现时，二者的区别是疾病预防控制中心除对疫情立即报告外，《中华人民共和国传染病防治法》第 40 条还赋予了它三项主要义务：

（1）对传染病疫情进行流行病学调查，根据调查情况提出划定疫点、疫区的建议，对被污染的场所进行卫生处理，对密切接触者，在指定场所进行医学观察和采取其他必要的预防措施，并向卫生行政部门提出疫情控制方案。

（2）传染病暴发、流行时，对疫点、疫区进行卫生处理，向卫生行政部门提出疫情控制方案，并按照卫生行政部门的要求采取措施。

（3）指导下级疾病预防控制机构实施传染病预防、控制措施，组织、指导有关单位对传染病疫情的处理。

13. 应对突发疫情，卫生健康委员会的初始法定职责有哪些？

《突发公共卫生事件与传染病疫情监测信息报告管理办法》第 19 条规定：接到突发公共卫生事件相关信息报告的卫生行政部门应当尽快组织有关专家进行现场调查，如确认为实际发生突发公共卫生事件，应根据不同的级别，及时组织采取相应的措施，并在 2 小时内向本级人民政府报告，同时向上一级人民政府卫生行政部门报告。如尚未达到突发公共卫生事件标准的，由专业防治机构密切跟踪事态发展，随时报告事态变化情况。

《突发公共卫生事件应急条例》第 20 条并赋予下级卫生健康委员会直接向国家卫生健康委员会直接报告的义务和权力：接到报告的卫生行政主管部门应当在 2 小时内向本级人民政府报告，并同时向上级人民政府卫生行政主管部门和国务院卫生行政主管部门报告。接到报告的地方人民政府、卫生行政主管部门依照本条例规定报告的同时，应当立即组织力量对报告事项调查核实、确证，采取必要的控制措施，并及时报告调查情况。《突发公共卫生事件应急条例》第 23 条规定："国务院卫生行政主管部门应当根据发生突发事件的情况，及时向国务院有关部门和各省、自治区、直辖市人民政府卫生行政主管部门以及军队有关部门通报。突发事件发生地的省、自治区、直辖市人民政府卫生行政主管部门，应当及时向毗邻省、自治区、直辖市人民政府卫生行政主管部门通报。"《突发公共卫生事件应急条例》第 26 条规定："突发事件发生后，卫生行政主管部门应当组织专家对突发事件进行综合评估，初步判断突发事件的类型，提出是否启动突发事件应急预案的建议。"

根据上述法律规定，各级卫生健康委员会在应对突发公共卫生事件时的职责主要有以下四项：

（1）2 小时内迅速上报。法律并赋予县级卫健委直接向国家卫健委报告的义务和权力。

（2）立即组织力量对报告的事项进行调查核实和采取相应的处置措施，并及时报告后续情况。

（3）向毗邻地区进行疫情通报。

（4）提出是否起动应急预案的建议。

此外，传染病防治的实践证明：各级卫生健康委员会组织医学和疾病预防控制等方面的专家对疫情进行研讨求证时，专家们的意见十分重要。但需要国家完善立法，对专家们在应对突发公共卫生事件中的职责进行比较明确的规定。

14. 疫情中如何依法管控水源食品等防止病原体传播?

《中华人民共和国传染病防治法》第 55 条明确规定：县级以上地方人民政府卫生行政部门在履行监督检查职责时，发现被传染病病原体污染的公共饮用水源、食品以及相关物品，如不及时采取控制措施可能导致传染病传播、流行的，可以采取封闭公共饮用水源、封存食品以及相关物品或者暂停销售的临时控制措施，并予以检验或者进行消毒。经检验，属于被污染的食品，应当予以销毁；对未被污染的食品或者经消毒后可以使用的物品，应当解除控制措施。

15. 我国对传染病防治工作如何进行监督检查?

对传染病防治工作进行监督检查的规定，除散见于《中华人民共和国传染病防治法》及相关的法律法规之外，我国卫生行政主管部门还专门制定了《传染病防治卫生监督工作规范》（以下简称《规范》）。该《规范》共六章 35 条，规定县级以上卫生行政部门及其综合执法机构（各级卫生健康委员会内设的科、处）为进行传染病卫生监督的执法主体，将医疗、疾病预防控制和采血机构列为传染病卫生监督对象。根据它们各自的业务特点，分别细列出卫生监督的内容和应当采取的检查监督方法。比如对医疗机构传染病疫情控制卫生监督的规定，《规范》第 17 条将其监督内容分别列出四项：

（1）建立传染病预检、分诊制度及落实情况；检查医疗卫生人员、就诊病人防护措施的落实情况。

（2）感染性疾病科或分诊点的设置和运行情况。

（3）发现传染病疫情时，按照规定对传染病病人、疑似传染病病人提供诊疗的情况。

（4）消毒隔离措施落实情况；对传染病病原体污染的污水、污物、场所和物品的消毒处理情况。

　　紧接着《传染病防治卫生监督工作规范》第 18 条规定：监督检查医疗机构传染病疫情控制时，主要采取以下方法：①查阅传染病预检、分诊制度和应急处理预案等管理文件；②检查感染性疾病科或分诊点设置情况和预检、分诊落实情；③检查医疗卫生人员、就诊病人防护措施落实情况；④检查对传染病病人、疑似传染病病人提供诊疗服务情况；⑤检查对传染病病人或者疑似传染病病人采取隔离控制措施的场所、设施设备以及使用记录。查阅对被传染病病原体污染的场所、物品以及对医疗废物实施消毒或者无害化处置的记录。

　　随着《传染病防治卫生监督工作规范》深入贯彻落实，我国的传染病卫生监督综合执法和传染病防治工作将不断提高。

　　尤其值得指出的是，2003 年和 2008 年，我国全国人民代表大会常务委员会曾经两次组织开展了《中华人民共和国传染病防治法》执法大检查，对传染病的防治工作起到了巨大的推动作用。

16.《中华人民共和国疫苗管理法》的颁布实施对传染病的防治工作有什么重要意义？

　　《中华人民共和国疫苗管理法》是 2019 年 6 月 29 日第十三届全国人民代表大会常务委员会第十一次会议表决通过，于 2019 年 12 月 1 日实施的一部新法律。

　　这部法律由总则、疫苗研制和注册、疫苗生产和批签发、疫苗流通、预防接种、异常反应监测和处理、疫苗上市后管理、保障措施、监督管理、法律责任和附则共十一章一百条组成。

　　《中华人民共和国疫苗管理法》第 3 条规定：国家对疫苗实行最严格的管理制度，坚持安全第一、风险管理、全程管控、科学监管、社会共治。

　　《中华人民共和国疫苗管理法》第 7 条规定：县级以上人民政府应当将疫苗安全工作和预防接种工作纳入本级国民经济

和社会发展规划，加强疫苗监督管理能力建设，建立健全疫苗监督管理工作机制。

《中华人民共和国疫苗管理法》第 10 条规定：国家实行疫苗全程电子追溯制度。对生产、销售假冒伪劣疫苗的行为规定了严厉的处罚措施：责令停产停业整顿，吊销药品注册证书，直至吊销药品生产许可证等，并处违法生产、销售疫苗货值金额十五倍以上五十倍以下的罚款，货值金额不足五十万元的，按五十万元计算。生产、销售的疫苗属于假药，或者生产、销售的疫苗属于劣药且情节严重的，由省级以上人民政府药品监督管理部门对其法定代表人、主要负责人、直接负责的主管人员和关键岗位人员以及其他责任人员，没收违法行为发生期间自本单位所获收入，并处所获收入一倍以上十倍以下的罚款，终身禁止从事药品生产经营活动，由公安机关处五日以上十五日以下拘留。构成犯罪的，依法从重追究刑事责任。

《中华人民共和国疫苗管理法》的颁布实施对于保证疫苗质量和供应，规范预防接种，促进疫苗行业发展，保障公众健康，维护公共卫生安全都具有极其重要的意义。

17. 传染病应急医院有哪些建设要求？

新型冠状病毒肺炎疫情的发生使中国的老百姓迅速接受了"小汤山医院""火神山医院""雷神山医院""方舱医院"这些新名词。这些"战地医院"可以统称为传染病应急医院。这类医院的工期短，建设设计要求却很具体。

一般需要严格设计划分出清洁区、半清洁区、半污染区、污染区四个区域；要设计建设更衣通道、卫生通道和隔离防护三个通道，降低交叉感染概率，保证医护工作人员安全；排水方面要注意在普通医院的排水系统上进行改进，解决好集装箱模式的防水问题，排水通气管顶部要增设尾气消毒装置，能够有效杀灭病毒和细菌，避免污染周边环境。科学供氧系统是这类应急医院的标配。要有高标准供氧设备，同时设置独立的高供氧量护理单元，可满足 24 小时持续氧气供应的需求。

在此类医院设计建设中，要优先考虑设置 5G 在线远程医疗、医护对讲、高清视频监控、远程探视等系统。预留好相应的管线端口。远程在线医疗系统可以利用 5G 网络进行数字、图像、语音的无延时综合传输，迅速集成全球最优医疗资源；医护对讲系统可以减少医护人员与病人的接触，进行视频查房；高清视频监控系统通过智能视频行为分析算法，达成行为的精准识别；远程探视系统可以帮助探视者与病人进行直观的远程沟通，减少正面接触的风险。

18. 公民个人遇到传染病疫情和突发公共卫生事件时应该怎么办？

《中华人民共和国传染病防治法》第 31 条明确规定：任何单位和个人发现传染病病人或者疑似传染病病人时，应当及时向附近的疾病预防控制机构或者医疗机构报告。

《中华人民共和国传染病防治法》第 12 条明确规定：在中华人民共和国领域内的一切单位和个人，必须接受疾病预防控制机构、医疗机构有关传染病的调查、检验、采集样本、隔离治疗等预防、控制措施，如实提供有关情况。疾病预防控制机构、医疗机构不得泄露涉及个人隐私的有关信息、资料。

《突发公共卫生事件与传染病疫情监测信息报告管理办法》第 11 条规定：流动人员中发生的突发公共卫生事件和传染病病人、病原携带者和疑似传染病病人的报告、处理、疫情登记、统计，由诊治地负责。

（李树林　安琪　阳光　刘畅）